燃脂力

赖宇凡 作品

湖南科学技术出版社 博集天卷 CS-BOOKY

图书在版编目（CIP）数据

燃脂力 / 赖宇凡著. — 长沙：湖南科学技术出版社，2016.5
ISBN 978-7-5357-8956-3

Ⅰ. ①燃… Ⅱ. ①赖… Ⅲ. ①减肥—基本知识 Ⅳ. ① R161

中国版本图书馆 CIP 数据核字（2016）第 070657 号

本书原名:《吃出天生烧油好体质》
本书中文简体字版由台湾如果出版（大雁文化事业股份有限公司）授权出版。

上架建议：健康生活 • 美体塑身

RAN ZHI LI
燃脂力

著　　者：赖宇凡
出 版 人：张旭东
责任编辑：林澧波
监　　制：蔡明菲　潘　良
策划编辑：李彩萍
特约编辑：田　宇
版权支持：文赛峰
营销编辑：杜　莎　李　群
封面设计：林丽 QQ:450611716
版式设计：李　洁
出版发行：湖南科学技术出版社
（湖南省长沙市湘雅路 276 号　邮编：410008）
网　　址：www.hnstp.net
印　　刷：天津兴湘印务有限公司
经　　销：新华书店
开　　本：16
字　　数：250 千字
印　　张：16
版　　次：2016 年 5 月第 1 版
印　　次：2020 年 12 月第 2 次印刷
书　　号：ISBN 978-7-5357-8956-3
定　　价：39.80 元

质量监督电话：010-59096394
团购电话：010-59320018

目 录
Contents

目 录

Contents

Chapter 3 培养平衡型燃脂体质的根治饮食法

目 录

Contents

Chapter 4

饮食改变了，身体也会跟着变

Chapter 5 根治饮食法的食物组合示范

附录

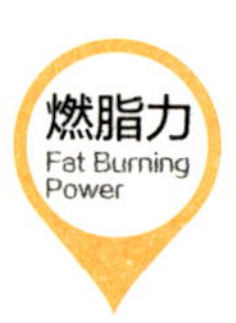

本书的撰写目的是补充健康知识及医疗专家的建议

而不是取代他们的意见

如果你知道或怀疑自己有任何健康方面的问题

请咨询专业医师的意见

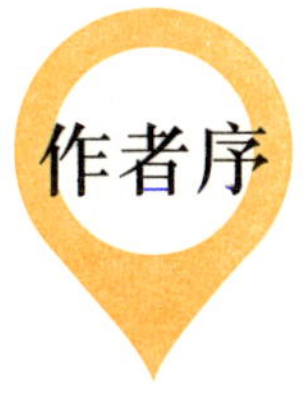

从“为什么”到“怎么做”

我的根治饮食实践方案

这是我在大陆出版的第一本图书，但其实这是我的第三本作品。在我出版了第一本书和第二本书后，网络上有读者开始开玩笑地称，我的第一本书和第二本书，虽然一本是讲人体的生理化学与饮食之间的关系，一本是讲心理、生理和饮食之间千丝万缕的关系，但两本都对血糖有深刻的讨论。血糖不是只有患糖尿病的人才需要注意的吗？它到底为什么那么重要？

“血糖”绝对不是只有糖尿病患者才需要注意的事。血糖是身体健康的重要基础，血糖不平衡，身体的能量供给一乱，身体各部位该执行的工作就无法执行，脏器会受伤，内分泌会紊乱，肥胖、各类慢性病都会上身。

血糖平衡在现代社会比以往更加重要。现代人的饮食糖分含量高、加工食品随处可得，经常让人血糖波动而不自知。其实瘦不下去，胖不起来，胆固醇高，心血管疾病，头痛医头，脚痛医脚，无法根治，这些问题都与血糖息息相关。近年来，糖尿病的发病率也是逐年上升，大家都要到身体不舒服测血糖被医生警告时，才知道胰脏早已被长久以来波动的血糖搞坏。血糖是如此重要，重要到我本本都要讲它。因为只有血糖平衡，能量才可能平衡，这些恼人的身体问题才可能从根得到解决。

能量是我们身体的元气。有元气，身体才能排出代谢废物；有元气，才可能供给体内各部位生理化学运作所需的能量；有元气，我们才能分解脂肪、合成肌肉；有元气，我们才有能力提供慢性疾病复原的基础。

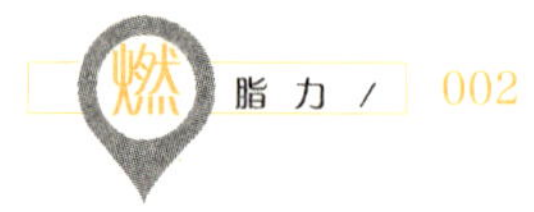

能量并不等于卡路里

许多人都以为提供身体能量供给就等于计算卡路里。卡路里的确是能量单位没错，但算卡路里却算不出能量供给的平稳程度，算不出食物输送能量的速度，也算不出食物的质量。

因为，同样的卡路里，如果输送能量的速度太快，就会打乱体内能量调度的机制；同样的卡路里，如果提供的食物质量很低，身体的运作就会出现问题。一片饼干，卡路里虽然不高，但由于糖分分解太快，会引起血糖波动，能量供给就会一下太多一下不足。能量过多和过少、速度太快，身体都来不及应变，体内能量平衡就会被打乱。能量无法平稳供应，就伤身害体。并且这片卡路里不高的饼干，又因为加工再加工，所以营养价值很低。身体在进行生化转换时都需要营养，如果营养不足，运作处处受阻，就会生病。

所以，食物卡路里的数字，无法看出它的能量是如何在体内被利用的。就因为如此，用卡路里规划减重的大计，成效不彰，而且极易复胖。

身材、体重是体内能量调度状况最外显的指标。只顾着计算食物的卡路里，却不衡量它在体内分解的速度、影响能量的情况，能量不可能均衡，身材也就不可能匀称。身材和体重匀称的重要性并不只在让我们好看，从健康的角度来看更加重要。一个能量调度均衡的人，不会过胖、不会过瘦，也会开始有元气，逐渐远离慢性病。相反地，吃错了、运动方式不对，身材就不会苗条匀称，不是这里胖、那里大，就是过瘦缺乏肌肉。所以我常说，一个身材走样、体重过重的人，不管有没有吃药、指数如何，能量调度一定不对，久了，健康就会出问题。

最能让血糖平衡、有效摄取营养的根治饮食法

想要能量调度均衡，均衡饮食是一条康庄大道。而最能确保均衡饮食的，就是“根治饮食法”。根治饮食法不计算单项食物的卡路里、营养元素，它讲究正确的食物组合与食材搭配。

且根治饮食法能够照顾到食物与血糖之间的关系，正确的食物组合可以让血糖平衡，使得能量供给平稳。此外，食材搭配有方法，营养不虞匮乏，能量转换不怕缺乏原料。根治饮食还包含了正确的运动、断食跳餐方法，可以创造最大的燃脂机会。所以遵照根治饮食法的人，能够吃出天生燃脂好体质，不瘦很难，复胖不易，精神饱满，心情开朗，还能够预防各类慢性疾病。

我的第一本书《要瘦就瘦，要健康就健康：把饮食金字塔倒过来吃，就对了！》和第二本书《身体平衡，就有好情绪！》，无论是从生理，或是心理的角度，都反复在说明“为什么”要这样吃。书出版之后，有许多人一再地问我：“究竟是怎么吃？”这第三本书，是为了回应这些读者需求设计出来的一套方法，告诉你该“做什么”，该如何实际进行。

本书的第五部分，收录了我为大家设计的食物组合。这个食物组合与一般食谱最大的不同是，它并不讨论一道菜一道菜怎么做，而是以一餐为单位，告诉你怎么搭配不冲击血糖。这是第一次我们以清晰明了的方式，让人可以清楚看到一餐的比例和分量。此外，也有很多人问我，素食者究竟该怎么办？因此我也为素食者设计了各式食物搭配和组合的方案。现在素食者的食物组合和搭配常常是错误的，所以吃出很多健康与心理问题。最新的研究发现，素食者的致癌率其实比非素食者要高。按照根治饮食法的素食建议吃，不但能保有修行，还能保有健康。

这些食物组合不但照顾了血糖平衡，还照顾了营养均衡。

另外，根治饮食可以平稳体内的能量调度，人体能量一足，各类体内修

复就如火如荼地进行，这些修复过程中会产生的各类症状，也就是所谓的恢复反应，这本书中都有详细地介绍，并提供了减缓症状的方法。

根治饮食的主旨在于和食物建立健康的关系

单单了解“为什么”只能保障生存，可只有开始“做什么”才能进阶到享受和生活。根治饮食法除了希望打破饮食禁忌，转换饮食心态，它更倾向于与食物建立健康关系。而要与食物建立健康的关系，就一定不能以生存的心态吃，而要以生活的心态吃。

要了解什么是生存、什么是生活，一定要先问：“你为什么想健康？你是为什么而活？”

大家都想延长寿命、大家都想要健康，但相反地，生活却又乏善可陈。吃东西不为它的色香味，只是不停计算它的卡路里和营养元素。吃了东西，再大量运动把它用掉。学习不为兴趣和满足，只是想取得职位。关系里的爱恨情仇不敢面对，只求不分离就好。生命里的酸甜苦辣我们都尝不到，那是为什么而活？不敢品尝酸甜苦辣地活着，那叫生存，不叫生活。

只求生存的人不敢体验感觉和情绪，所以他们也不可能得到健康。勇于体验感觉的人，不可能觉得不带皮的肉比带皮的好吃。想生活而非生存的人，不可能让蛋白粉、保健品、药物代替真正的食物。想生活而非生存的人，不会在吃饭时做计算卡路里这么扫兴的事。

其实我们原本就知道该怎么吃，但我们选择不体验感觉，所以才会选错吃什么，离健康愈来愈远。勇于体验情绪的人，不可能把情绪锁在身体里，以吃来宣泄。想要生活而非生存的人，不可能忍受没有质量的关系，有情绪一定会沟通。其实我们根本不该有情绪性饮食的问题，但是我们选择不体验情绪，所以才会利用食物而非享受食物，最终把食量搞坏，又离健康愈来愈远。

食物里的色香味，才该是我们活着的原因。关系里的爱恨情仇，才是让我们感到活着的主角。生命里的酸甜苦辣，才是让活着有意义的根源。活着早已无须为了生存，活着可以是享受，可以是体验。一个只顾生存而不懂得生活的人，会一直做出错误的健康决定，不但失去健康，还会失去享受生活的乐趣。生命的体验来自勇于肯定与相信自己的感觉和情绪。懂得体验感觉和情绪的人，能为自己的健康点灯，一定离健康不远。

我希望大家都能因实行根治饮食法，不只保有生命，而且也都能找回大胆体验人生的权利。

感谢大家一路的支持与鼓励

许多读者在接触我的第一本书和第二本书后，希望能找到一个更简单的方法，向所关心的人说明均衡饮食的完整理念，同时回答在现行饮食观念下的许多疑虑。这本书，也是我对这些读者殷切期盼所做的努力。

我的读者都是出了名的猛送书，所以，希望这次大家送出去的情，会因为书本身设计得简易好实践，收书的人，都能感受得到。我衷心感谢你们一路的支持与鼓励。我从没想过以写作为正业，但由于有你们的鼓励，我的笔，总是停不下来。

我的笔停不下来，最有感受的是我的家人。写作是有时闲、有时忙，杂乱无序的生活，有时赶稿忙到没时间，有时却又闲得总是要烦扰家人。但是我的家人，不管我是闲是忙，他们对我的支持，向来一致。他们对我有兴趣的事，总是热衷。我想，自己上辈子一定是个大好人，这辈子才有这样的福报与他们结缘，成为一家人。我感谢他们无限的忍让与支持。

我写第一本书时的主要目的之一，是希望把书写全，往后我门诊时就无须再重复回答问题。没想到，书出了不但门诊的人问题更多，从读者们来的问题更多。为了回答大家的问题，我的网站 Sara 的健康自己来（sarasdiyhealth.com）的团队非常辛劳，因为他们要管理日益庞大的网络流量，还要制作 Sara 的健康自己来的版块内容。虽然他们也有各自的事业和家庭要照顾，却从没有停止为 Sara 的健康自己来这块痊愈的静土付出。我由衷地感谢他们的努力与专业技能，更感谢他们跟我齐心关怀由四方而来，并不相识的朋友。没有他们，Sara 的健康自己来不可能走到今日。谢谢大家！

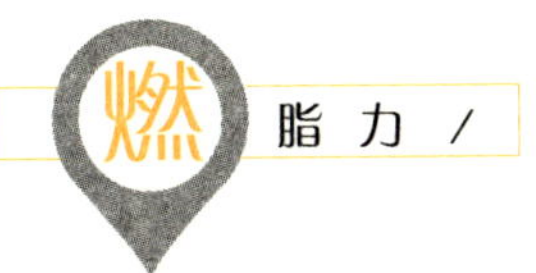
燃
脂力 /

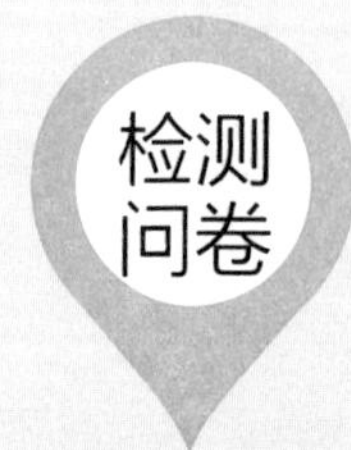

你有没有燃脂体质问题?

- □ 突然很亢奋
- □ 突如其来的疲倦
- □ 吃完总觉得很撑
- □ 吃完没多久就超饿
- □ 饿时冒汗、手抖、眼冒金星、头痛
- □ 脑筋转不过来、想不起事情、记忆力减退
- □ 无法专心
- □ 没有耐力
- □ 突如其来地发脾气
- □ 明明很生气，却发不出脾气
- □ 一直过瘦
- □ 一直过胖
- □ 虽然很瘦，也没吃什么肉，胆固醇和甘油三酯却还是很高
- □ 胆固醇低于 150mg/dl
- □ 高血压
- □ 低血压
- □ 会忍不住想吃水果、面包、爆米花、面、饭、饼干等食物
- □ 无法入睡
- □ 夜里醒来要好一会儿才能再入睡
- □ 焦虑、很容易紧张、无法平静
- □ 高血糖
- □ 低血糖
- □ 防卫心很强、爱辩解
- □ 很多疑
- □ 无法忍受气温升高
- □ 关节疼痛
- □ 做什么都没劲

- □ 常扭伤
- □ 很想吃咸的东西
- □ 很容易流汗
- □ 常便秘
- □ 常拉肚子
- □ 手脚冰冷
- □ 很怕热
- □ 会突然发热、潮热
- □ 常水肿
- □ 耳鸣
- □ 皮肤、头发干燥
- □ 头发粗
- □ 掉头发
- □ 眉毛后端三分之一掉落
- □ 非常需要戴太阳眼镜，总是觉得阳光太强
- □ 夜猫子
- □ 早晨起不来
- □ 早晨起来后没有精神
- □ 一直胖肚子、屁股、大腿
- □ 饱了也停不下来、食量很大
- □ 饿了也不想吃、食量超小
- □ 发炎不止
- □ 从不感冒
- □ 经常感冒
- □ 有免疫力问题
- □ 压力一来就很想崩溃、抗压力很低

※ 每一个勾是 1 分。如果你得 5 分以上，你就有燃脂体质问题。

燃
脂力 /

Chapter 1

要苗条、要健康，先要有平衡型燃脂体质

血糖不平衡，能量不稳定，身体一定出问题

人体要运作，靠的是能量，呼吸、心跳、消化都不能没有能量。没有能量，任何生化运作都无法完成。可以说，能量就是我们的生命力。

植物的能量，来自光合作用，借由转换太阳能提供自身所需的能量。动物因为不能直接利用太阳能，因此必须靠摄取植物或其他动物来取得能量。所以，我们生命力的来源，便是食物。

但在人类发展的历史中，食物的来源往往无法稳定预测，因此人体发展出了一套复杂的能量调度机制，以确保生存。这个机制的主轴，便是血糖，因为糖是人体的主要能量来源。

人体的血糖太高时，就表示能量太多，身体就会把它储存为脂肪。为什么身体会把过多的能量存成脂肪呢？那是因为脂肪的卡路里含量最高，也就是说脂肪可以储存最多的能量，身体用它作为备用能量最有效率。反过来说，如果人体中的血糖含量太低时，就是能量太少，身体就会将储存好的能量，从脂肪中释放出来，转成糖，供人体使用。所以，身体是靠燃烧脂肪以取得人体储存好的能量。这个将能量储存为脂肪，又可以燃烧脂肪转为能量的机制，确保了能量的平稳供给，也保障了人类的生命力。

能量的稳定，是身体要最优先保障的，能量不稳定，人体许多生化机制便无法顺利进行，不仅会缺乏精力，许多慢性疾病也会因此产生。

但是，当初人体在发展这个能量调度机制时，却万万没有想到，人类的食物有一天会出现如此大的转变。食物不但变得容易取得，而且可以加工再加工。大块肉做成热狗、五谷碾成五谷粉、水果打成果汁、麦子磨成面粉，而这些加工过的食物，都有一个特质，那就是它们被消化的速度非常快，也因此这些食物释出能量的速度非常之快。

除此之外，人体在发展能量调度机制时，也万万没有想到，食物中的天然脂肪和肉类（蛋白质），会被人类列入黑名单，与它们互不往来，让饮食失去均衡。没有蛋白质和脂肪这些能减缓消化速度的食物，会化成糖的食物，就会将血糖迅速推高，再重重摔下。

在台湾，有很多人的早餐是选择吃一碗燕麦。燕麦里含有60%的淀粉，淀粉是多糖串成的，若只单独吃一碗燕麦，却不跟着蛋白质与脂肪一起入口，结果便是血糖快速地升高。因为人体的主要能量是糖，所以高升的血糖等于泛滥的能量，身体就需要辛苦地将过多的能量储存起来。

血糖快速升高，身体就会大量释放胰岛素，将血糖快速降低。于是高高升起的血糖，随后便会重重落下。重重摔进谷底的血糖，能量过低到拉起了警报，若等身体把脂肪转换成糖，再换成能量已经来不及，这时身体就只好释放压力激素，以最快的速度，辛苦地转换提供能量效率更高的糖原，快速释入血液，让能量不至于枯竭，生命才能免除威胁。

如果我们一整天都是一片杂粮面包、一碗五谷米，或一盘水果单独吃，不做搭配，这些会化成糖的食物，让血糖整天不停波动，能量供给一下太多、一下太少，就会让身体不停拉警报。警报拉得太多了，就像弹簧拉得过多、过久一样，最终会失去弹性，最后就只能靠提神物质来掩饰自己能量不足的问题。错误的饮食再加上这些提神物质，结果就是把身体原本精心设计的能量调度机制，往悬崖外推。

能量调度机制一被破坏，就会让人体该燃烧脂肪补充能量时不燃烧、不该燃脂补充能量时却不停燃烧，让我们的燃脂机制，不是亢进，就是减退。结果就是造成身体不是胖不起来，就是瘦不下去，精神不是太亢奋，就是太萎靡。能量一出问题，身体健康就出问题，慢性病开始像杂草丛生。

其实，我们天生的燃脂机制都是完美的，燃脂机制出问题，都是因为我们吃得不对。既然燃脂机制的亢进和减退都是吃出来的，那么，想寻回平衡型燃脂体质，也一定要用吃的，把它给吃回来！

什么是亢进型、减退型、平衡型燃脂体质

人体燃脂机制长期不平衡的结果，让原本完美的平衡型燃脂体质，按照脏器受伤的不同情况，可能变成亢进型燃脂体质，或减退型燃脂体质。

亢进型燃脂体质的人，燃脂速度大于脂肪合成速度，所以很瘦，总是胖不起来。减退型燃脂体质的人，燃脂速度小于脂肪合成速度，所以胖，总是瘦不下来。而平衡型燃脂体质的人，则燃脂速度等于脂肪合成速度，所以身材刚刚好，不胖不瘦。

身体在某一时间点，到底是燃烧脂肪还是合成脂肪，完全要看体内能量需求的状态来决定。如果我们将人体维持能量平衡的机制用一座能量池来比喻，一旦能量池过满，身体就会把多余的能量送进肝脏，合成脂肪放进脂肪组织里储存。我们的脂肪组织其实就是我们的能量仓库。所以在人体的三大营养元素中，脂肪的卡路里最高，1克脂肪可以烧9卡，碳水化合物和蛋白质都各只能燃烧4卡。可是，如果能量池开始下降，身体就会把存在能量仓库里的脂肪拿出来燃烧，以补充人体当下所需的能量。

所以，如果一个人是亢进型燃脂体质，他的能量池就总是不够，身体就会不停地燃烧脂肪以取得能量。也因为如此，这类人就没有机会合成脂肪，再把它摆回仓库里。他就会很瘦，就算吃得再多，却还是皮包骨，一点肌肉也没有。

如果一个人是减退型燃脂体质，血糖升高降不下来，能量池就会一直漫出来，身体就会不停地把过多的能量合成脂肪，塞进已经满出来的脂肪仓库里。这样不燃脂，却老是存油，不可能不胖。就算吃得再少，即使每天不到900卡，却还是不停长脂肪，变成肥胖体型。

平衡型燃脂体质的人就不同了，他们的能量池总是能维持平衡，身体能燃脂，也能存油。

能量池不多不少、脂肪仓库也就不多不少，身材就多一分嫌胖、少一分嫌瘦。这样的人饿了就吃、饱了就停，不需要饿自己，也能维持匀称的身材。

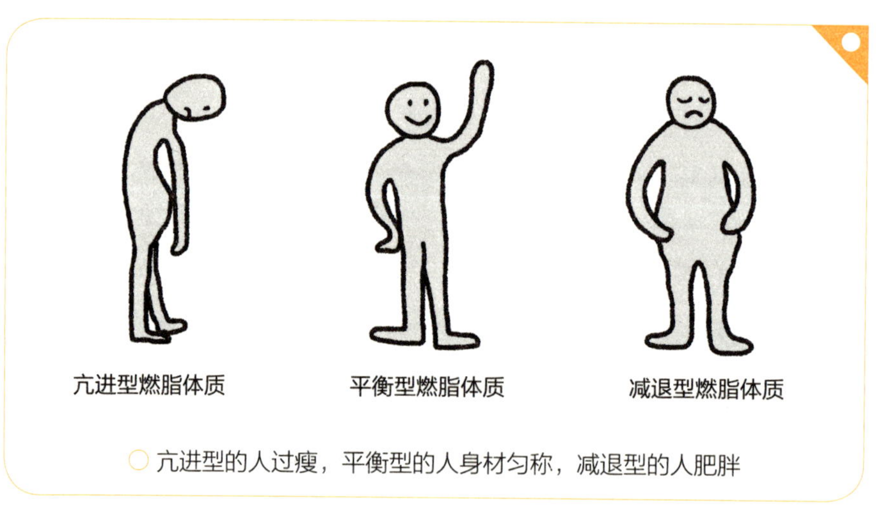

亢进型的人过瘦，平衡型的人身材匀称，减退型的人肥胖

但为什么有人会是亢进型燃脂体质，吃也吃不胖；有人是减退型燃脂体质，怎么吃都胖；而有人可以平衡燃脂，不胖也不瘦？这些人都不是天生就如此，这与遗传无关，这三种燃脂体质，其实都是吃出来的。

亢进型和减退型燃脂体质是怎么吃出来的

如果人体的燃脂机制天生都是一样的，那么为什么有人会变成亢进型燃脂体质，有人会变成减退型燃脂体质呢？其实这两种不平衡的燃脂体质，都是因为糖分摄取过多，蛋白质、脂肪摄取过少，是不均衡的饮食造成的。

如果我们进食时，只吃会化成高糖的食物，像面、饭、面包、水果、地瓜、豆类，却没有同时摄取足量的脂肪或蛋白质，以减缓糖分进入血糖的速度，或是食物组合比例不对，或是进食顺序不对，这时，人体的血糖就会冲得很高。血糖升得太快，胰脏不能判断到底有多少糖进入身体，就会把所有的胰岛素都释放出去。胰岛素的作用就像钥匙，可以插进细胞里的接收器，让细胞开门，把糖都赶进去转换成能量。所以，胰岛素释放出来的结果就是血糖降低。

但是，如果血糖升得太快，胰脏会释出过量的胰岛素，过量的胰岛素会把血糖降到太低，直直往谷底冲去。血糖如果重重跌进谷底，压力激素皮质醇就会出现，会分解糖原把血糖提上去。

这是因为在远古时代，如果我们的血糖掉到谷底，多是因为好几天打不到猎物，打不到猎物，是生存压力，因此是由压力激素皮质醇来处理。

如果只是偶尔这样不均衡地吃，身体还能调适，但是，如果我们天天都是这样不均衡饮食，血糖就餐餐大力冲击，血糖升上去时胰岛素大量循环、血糖掉下来时皮质醇也大量循环。

这些激素循环久了，一下要细胞这样、一下要细胞那样，最后细胞把接收器收了起来，变得谁的话都不听了。这时，就是我们所谓的胰岛素阻抗与皮质醇阻抗。

当激素出现阻抗时，与它相对应的腺脏就想："奇怪，我不是已经释出很多激素了吗？为么血糖还不降（或升）？一定是量不够，我再来多制造一些。"当腺体因为阻抗而开始制造更大量的激素时，它就处于功能亢进阶段。这样过了一阵子，它们就累坏了，当腺体已经受伤，激素生产不足量时，腺体就进入了功能减退状态。

这时，如果一个人是胰脏先开始疲累，那么胰岛素就会不足或是形成阻抗，血糖无法降低，整个血糖线就开始往上移动。当血糖一直徘徊在平衡线以上的地方，就表示能量池一直漫出来，漫出来的能量就被合成脂肪，塞进仓库里。这时，这个人就会觉得，自己好像喝水都会胖，因为他的身体一直合成脂肪，没有燃脂的机会。就变成了减退型燃脂体质，无法燃烧体内的脂肪，瘦不下来。

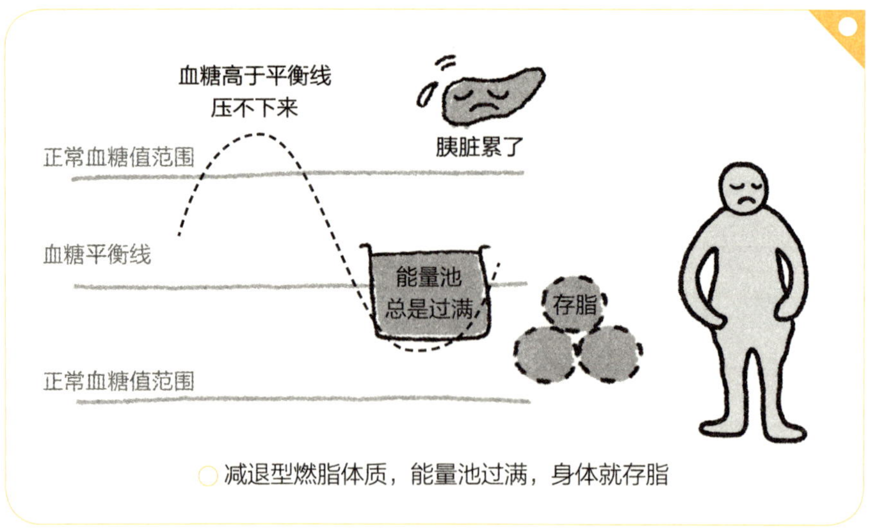

减退型燃脂体质，能量池过满，身体就存脂

但是，如果这个人是肾上腺先疲累，那么压力激素皮质醇的量就会不足或阻抗，当血糖掉下来时无法再度提升。这时，整个血糖线就开始往下移动。当血糖一直盘旋在很低的地方，身体就不会合成脂肪，能量池就会一直不够，身体只好一直把已储存的脂肪拿出来烧个不停，到最后脂肪都烧光了，还要拿身体的蛋白质来烧。这个人就会变得吃得再多，也没办法长一点肉，而且瘦得软趴趴的，没有肌肉，一副不健康的样子。这就是因为他的身体能量总是不足，只有过度燃烧脂肪以取得能量，结果就变成了亢进型燃脂体质。有这两种燃脂体质的人，不但总是要为体重伤脑筋，而且还常常会得慢性病。

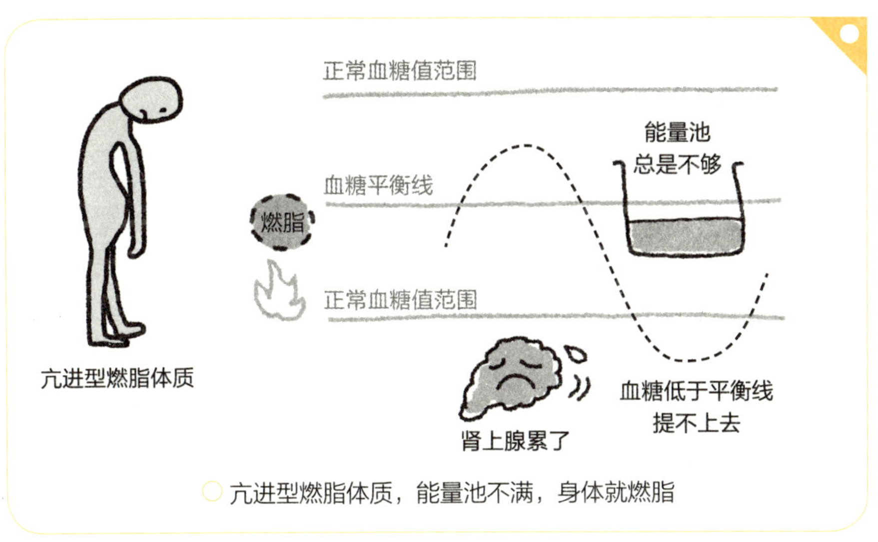

亢进型燃脂体质，能量池不满，身体就燃脂

所以，如果我们的日常饮食含糖量总是过高，或饮食顺序不正确，食物一入口就冲击血糖，让血糖总是不停上上下下，不是胰脏伤得比较深，就是肾上腺伤得比较深，结果就会变成亢进型燃脂体质或减退型燃脂体质。

食物消化的速度也会影响血糖值

我们吃东西时，常只考虑它的营养成分，很少考虑它的消化速度。其实消化速度对血糖的影响，不亚于食物所含的成分。

五谷、水果、青菜有丰富的维生素、矿物质，的确是人体不可或缺的食物。但它们都属于碳水化合物，不只含糖高，而且消化速度很快，和肉类这种有油、有蛋白质的食物相比，在消化速度上有很大的不同，所以将能量注入能量池的速度也会有所不同。如果我们进食时忽略这个部分，就一定会冲击血糖。

人体所需的三大营养元素中，以碳水化合物分解的速度最快，其次是蛋白质，最慢的是脂肪。在进食时，许多碳水化合物在口腔里就开始被分解。所以，如果我们单吃同为100卡路里的一片面包、一片西瓜，或一碗燕麦，由于它们分解成糖的速度很快，这100卡路里可能不到十分钟就已经到达能量池。吃这类易化成糖的食物，即使有较不易消化的纤维支撑，大概20分钟又会感到饿和不满足，因为那时能量就已经用完了。

但如果是单吃100卡路里的蛋白质，它注入能量池的速度就慢了一些。如果是单吃100卡路里的脂肪，它注入能量池的速度就更慢了。这就是为什么吃一片面包加一片含有脂肪的肉，能够支撑那么久都不会饿。因为有油的肉，是蛋白质再加上脂肪，这个组合最能有效减缓碳水化合物注入能量池的速度，速度一慢，能量就稳定，能量一稳定，我们就可以持续有好精神，全身运作都不怕没能量，生命力很强。

相反地，如果我们进食时只吃一点肉（蛋白质加脂肪），却配上两大碗饭，也许饭里的卡路里没有肉的卡路里多，但因为它分解的速度太快，一下子就会让能量池泛滥。能量池一泛滥，身体就要被迫应变，取出过多的能量合成脂肪，往脂肪组织送。

就像我们往杯子里倒水倒得太快太猛时一样，有时水还会溢出来，反而让杯子里的水变少。能量池也是一样，如果注入的速度太快、太猛，让能量溢了出来，里面所剩的能量就变得不够了。能量池一旦不足，身体就又要赶快把脂肪拿出来烧，把不足的能量补回去。

能量池这样一下漫出来、一下又不够，体内能量供给就会开始不稳定，身体不知道到底是该存脂还是燃脂，就会开始混乱。这时跟能量池绑在一起的新陈代谢，也会开始一起跟着乱，新陈代谢一乱，身材和健康要不出问题，实在很难。

卡路里计算法的致命缺陷

只要是与能量进出有关的事，大家都会想到要计算卡路里，认为只要吃进去的卡路里少于消耗的卡路里就会瘦。但我们愈是斤斤计较卡路里，却愈是算出体重与燃脂体质不均衡的问题。

愈是计算卡路里的国家，肥胖比例往往愈高，美国就是一个典型的例子。主要的原因是这套卡路里理论有致命的缺陷。卡路里理论虽然可以解释能量池容量的改变，但它却没有考虑到能量池改变的速度，可以说，卡路里算不出食物分解的速度，它也算不出食物震荡血糖的速度。但是，能量池改变的速度，却可以引发身体决定是要分解脂肪还是合成脂肪。除此之外，算卡路里也算不出食物的营养密度，但是，所有新陈代谢的合成与分解是否顺畅，还是要靠食物营养所提供的生化原料才能进行。

卡路里是能量的单位，因此它反应的是能量池中容量的改变。当能量池过高，也就是卡路里太多，过多的能量就被打包合成脂肪。当能量池过低时，卡路里太少，身体就要把存好的脂肪拿出来烧。这就是所谓的卡路里进卡路里出理论的基础。这也就是为什么，从此以后我们开始把吃东西当成一个数学题在解。我们都以为，吃进太多卡路里，能量池增加，脂肪就要合成，就会胖。或者，吃进少点卡路里，能量池就会减少，就能燃脂，一燃脂就会瘦。既然人体的能量使用是数学题，那么我们只要把每个食物的卡路里都算出来，就能掌控身体烧不燃脂了。

但事实却并不是如此，因为身体是A + B = C的化学过程，并非1 + 1 = 2的数学题。卡路里进卡路里出的理论是看不出食物分解速度与能量利用方式关系的。吃100卡的水果、米饭或蛋糕，它们注入能量池的速度跟100卡的五花肉有根本上的不同。100卡的水果、米饭或蛋糕的分解速度快，合成脂肪的速度也快。100卡的五花肉有脂肪也有蛋白质，它的分解速度慢，因为分解慢，所以能量是细细地流进能量池，这种能量供给速度，比较符合人体日常运作的需求，毕竟我们不是时刻都需要爆发力。

能量注入速度一均衡，就不容易漫出来。在这期间，如果出现了供不应求的情况，身体就会向脂肪索取能量，把储存的脂肪拿出来燃烧。同样是吃100卡的食物，但是由于它们分解的速度不同，使得能量池能量供给的平稳程度也就不同，形成了不同的燃脂体质。结果就是，吃100卡自以为热量低的水果，反而增脂，吃了100卡自以为热量高的五花肉，反而燃脂。所以，卡路里理论对于能量供给速度的欠缺考虑，结果就是愈算卡路里，身体愈不健康，胖的瘦不下去，瘦的胖不起来。

卡路里除了看不出能量供给速度外，它也看不出营养密度。100卡的玉米片由于加工再加工，营养成分已经所剩无几，研究结果表明它们连树皮的营养成分还不如。但是，100卡的高质量奶油里，却含有30多种营养成分，包括了丰富的脂溶性维生素A和维生素D。同样的卡路里，营养密度却完全不同，100卡的玉米片营养密度很低，100卡的奶油营养密度极高。

如果我们天天吃玉米片，营养容易不足，体内组织合成的原料就不足，久了就会出现新陈代谢问题。新陈代谢一出问题，跟它绑在一起的能量池就会出问题，我们的燃脂体质也就会因此而受影响。所以，我们对加工食品上的“低卡路里”标示，必须特别注意，它的非人工外加、天然的营养密度到底是高还是低。因为只要营养密度低，就算是低卡路里，对培养平衡型燃脂体质也没有好处。

卡路里进卡路里出的理论早已过时，要培养出平衡型燃脂体质，就必须了解如何稳定能量供给，以及有策略地增加能量消耗。

均衡摄取三大营养元素，培养平衡型燃脂体质

有平衡型燃脂体质的人，无论年龄大小，一定身材匀称，整天神采奕奕，而且不需要靠零食或是提神物质来支撑精神。他们精神集中，记性好，有精力对外在事物感到好奇，情绪平稳，不管在学习上或与人相处上，都可以展现出过人的精力。这些人不需要一直进食以补充能量池，他们的旺盛精力来自平衡、平稳的能量池，而平衡、平稳的能量池来自平稳的血糖。

相反地，亢进型和减退型燃脂体质的人不是过瘦就是过胖，情绪不是过度亢奋就是懒洋洋地打不起精神。想拥有平衡型燃脂体质并不困难，并且人人都做得到。只要选对食物组合，注意进食顺序，让体内能量调度能够平稳，假以时日，即使是已形成亢进或减退的人，都可以恢复成平衡型燃脂体质。

要从亢进型和减退型燃脂体质恢复成平衡型燃脂体质，最先要注意的指标就是血糖。因为在人体血糖过高时会分泌的胰岛素，除了降血糖，它也会指示身体合成脂肪，且它的分泌与释出量会跟着血糖上升量改变。所以，若血糖上升的速度慢、幅度较小，胰脏就不会分泌太多胰岛素。

胰岛素的量一少，脂肪的合成自然也就减少。

且当血糖上升速度缓慢，胰脏就有时间应变，能释放出刚好的胰岛素量。胰岛素的量若刚刚好，血糖就能以同等的缓慢速度下降。因为血糖是慢慢下降，所以能量池的下降也不慌不忙，就算肚子饿，也不会难过。血糖当初没有被推上高峰，所以现在它也不会掉到谷底。既然血糖并未进入谷底，身体也就不需要分泌压力激素皮质醇以迅速提升血糖，而是分泌与胰岛素对应的另外一种激素——胰高血糖素。跟胰岛素相反，高血糖素能指示身体分解脂肪，取得能量，同时释出储存好的糖原，提升血糖。

如果我们的能量可以平稳调度，能量池上升时就储存脂肪，能量池下降时就燃烧脂肪。那么只要我们肚子饿，或是夜里吃不到东西时，能量池下降，我们就同时在燃烧脂肪，这就是平衡型燃脂体质的特质。可以说，拥有平衡型燃脂体质的人，躺着也能瘦。

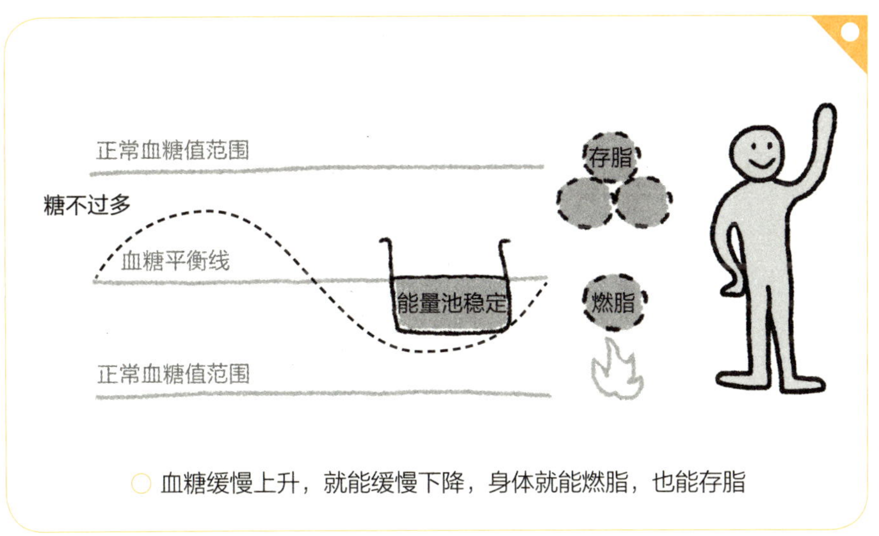

○ 血糖缓慢上升，就能缓慢下降，身体就能燃脂，也能存脂

那么，怎样的食物组合才能确保血糖的平稳呢？其实只要进食时，将会化成糖的食物搭配脂肪和蛋白质一起摄取，就能保持血糖平稳。如果餐餐都有一点青菜、一点肉，因为米饭是会化成糖的食物，所以量必须控制在总进食量的20%以下。如此一来，米饭里90%以上的糖，就能够被脂肪和蛋白质拉住，减缓糖分进入血液的速度，血糖上升的速度就会因此而减慢。

糖是人体内主要的能量来源，糖上升的速度一慢，注入能量池的速度也跟着减慢。如此一来，能量池的量就不会一下太多一下太少，我们也就能稳定地取得能量，所以精神和体力就会很好。只要血糖一平稳，我们就已经开始培养平衡型燃脂体质了。

早上吃燕麦、中午吃沙拉、晚上吃牛排，不是均衡饮食

我们经常听到的饮食建议，都是以“天”为单位。比如，一天要吃多少份蛋白质、多少份碳水化合物、多少份脂肪，或者，一天要喝多少水。所以，很多人会把蛋白质、碳水化合物、脂肪全部拆开摄取：早上吃燕麦、中午吃沙拉、晚上吃牛排。如果觉得今天脂肪摄取不足，就再喝两匙油。这个想法，是把身体假想成仓库，也就是，身体会等到一天结束后，才清点出货。但我们的身体其实是实时运动的，它是以“分”“秒”为单位，也就是，什么先进来，就先处理，它是一个不等待未来，只求此刻生存的生物机制。

早上吃燕麦、中午吃沙拉、晚上吃牛排，看起来这天青菜也吃了，淀粉也有了，肉也够了。但是，这样吃，就好像一天喝水量要达2000毫升，所以就一口气把2000毫升统统喝完一样。一次把那么多水往身体里灌，不但对身体没好处，还可能会水中毒。

一餐单吃一种食物也是一样，如果我们一天碳水化合物的量，在早餐的燕麦里一次吃足，燕麦里有60%的淀粉，淀粉是多糖组成的，大量的燕麦单独进入身体，没有脂肪和蛋白质帮着减缓这些糖的分解，最后血糖就大大冲了上去。血糖快速升高，就代表能量池注入的速度很快，很容易就漫出来。能量池一旦过满，就必须把过多的能量打包成脂肪存起来，有些还可以制造成胆固醇。结果这样单独吃燕麦，不但降不了胆固醇，还反而让胆固醇升高。

就因为身体是实时运动的，所以我们在往体内输送能量原料时，必须要有策略。人体所需的三大营养元素蛋白质、脂肪、碳水化合物捆在一起，均衡燃烧，要比单独燃烧更能平稳且持久。若是三大营养元素，总是单独燃烧，因为碳水化合物、蛋白质、脂肪分解的速度有根本上的不同，所以我们的能量就有时过剩、有时又不够。人就会一下子精神太好，连累了都睡不着；或是需要专心工作时，反而没有精神支撑完成任务。

但是，如果三大营养元素合在一起燃烧，那么大家分解的速度都会刚刚好，注入能量池的速度也会是平稳的，不快不慢，身体组织的合成与分解也就刚刚好。这样，不但身材会刚刚好，一整天也都会精神饱满、耐力持久。

吃糖烧糖、吃油变油，是个研究检测的大错误

在一般人的健康观念里面，都认为人体能量运转燃烧的是糖，所以应以糖类为主食，脂肪吃进身体里，只是囤积成脂肪。会有这样的观念，是因为早年检测体内能量使用的方法还不够进步，当时科学家还不了解身体其实会在不同的情况下，使用不同的原料以取得能量。我们也不了解，不同原料所提供的过多能量，身体也会依需求决定要合成什么样的组织。所以，吃糖不一定是烧糖，吃油也不一定会变油。

吃糖不一定烧糖，因为烧不完的糖，其实可以被合成脂肪。在人体所需的三大营养元素中，我们不管吃的是哪一种，都会转变成一种共同的物质——乙酰辅酶A。

乙酰辅酶A非常灵活，它可以被送进身体的火炉——线粒体——里燃烧，转化成能量，补充能量池；如果能量池满了，它也会被合成为甘油三酯、胆固醇或脂肪。这就是为什么吃糖不一定烧糖，而且吃了过多的糖，还会变成油的原因。

吃油也不一定变油，是因为如果糖烧完了，油也可以被拿来烧。人体的能量运用机制，的确是会优先烧糖，但当能量池不足，且人体的糖快被烧完时，由于红细胞只能使用糖为能量来源，还有，以糖为主要能量来源的脑细胞，无法储存糖，所以，这时身体就要很神通广大地变出糖来烧。这时，脂肪和蛋白质，都可以经过动物淀粉新生作用，变化成糖来烧。蛋白质和脂肪不但能经动物淀粉新生作用产生糖，它们还能经由酮生成作用，产生酮体。酮体与糖燃烧产生的能量是相同的，人体有些地方喜欢糖燃烧产生的能量，但也有些地方喜欢酮体提供的能量。我们的心脏50%～80%的跳动能量要靠酮体提供，脑和肌肉都能使用它做备用能量，有了它，活动、精神都不断电。

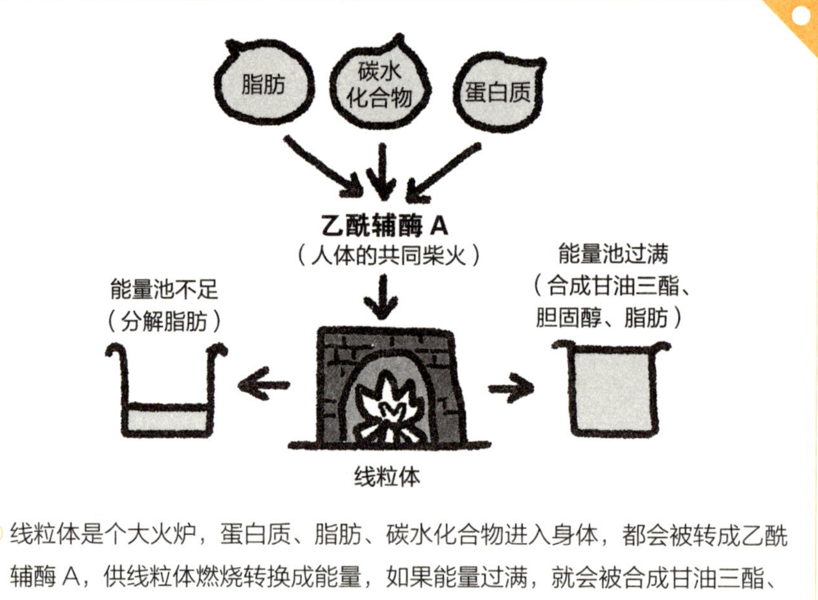

线粒体是个大火炉，蛋白质、脂肪、碳水化合物进入身体，都会被转成乙酰辅酶 A，供线粒体燃烧转换成能量，如果能量过满，就会被合成甘油三酯、胆固醇、脂肪

由此可知，吃油不一定变油，如果身体有需要，吃油还可以燃脂呢！

9 酮酸会让人中毒吗

很多人不敢吃油，是因为他们觉得吃太多油会造成酮症酸中毒。其实，不只吃太多油会酸中毒，吃太多糖也会酸中毒。酮症酸中毒的原因是酮体过量，而吃糖过多导致的酸中毒是因为丙酮酸钙过量。

糖被转成人体的共同柴火乙酰辅酶A前，会先分解产生丙酮酸钙，这个物质是酸性的。而脂肪在转成酮体后，酮体也是酸性的。人体要在糖的分解减缓后，酮体的制造才开启，表示只要丙酮酸钙的量减少，酮体的量就增加；当丙酮酸钙的量增加，酮体的量就减少。它们之间的关系就像跷跷板一样，一个高、另一个就低。

丙酮酸钙和酮体都是酸性的，而且它们是你多我少、你少我多的关系，这不就表示，我们不管吃油或吃糖，都注定要酸中毒吗？其实并不是这样。我们会这样觉得，是因为只考虑到糖和油的摄取量，却没有考虑到它们吸收速度的不同。其实注意吸收速度跟注意摄取量一样重要，因为人体天生有平衡酸碱的机制，不管身体是过酸或过碱，只要有足够的时间，身体都有能力缓冲，只有缓冲不及，身体才会出问题。既然缓冲需要的是时间，它就与会变成酸的物质的分解速度有很大的关系。

糖和油的分解速度有根本上的不同，糖如果不和蛋白质、脂肪一起吃，分解的速度就会很快，快得身体来不及应变。脂肪不只能减缓食物中糖分分解的速度，而且它还会让我们有饱腹感。所以，如果我们单吃面、饭、水果，没配上有蛋白质和脂肪的食物，不但很容易过量，而且这些食物中的糖也会很快速地分解，让血糖快速上升。上升的血糖经分解，产生大量的丙酮酸钙，让血液迅速变酸，身体来不及缓冲，就会形成酸中毒。同样的道理，如果我们直接喝油，在觉得饱足之前，往往已喝进了大量的油，就无法掌控油量的摄取，脂肪也有可能因此而过量。脂肪一旦过量，就会形成酮症酸中毒。所以我们可以看到，任何食物单独大量地吃，都会吃出问题。也就是说，怎么吃跟吃什么一样重要。

如果我们在吃含糖的食物时，可以和有油的食物一起搭配，糖分解的速度就可以放慢。而摄取脂肪时，吃带有脂肪的肉，或是随炒菜用的油中摄取，就不会食用过量脂肪。这样一来靠着脂肪所提供的饱腹感，身体就有时间告诉我们何时停止进食。如此一来，食不过量，血糖上升的速度也跟着整个放慢了。

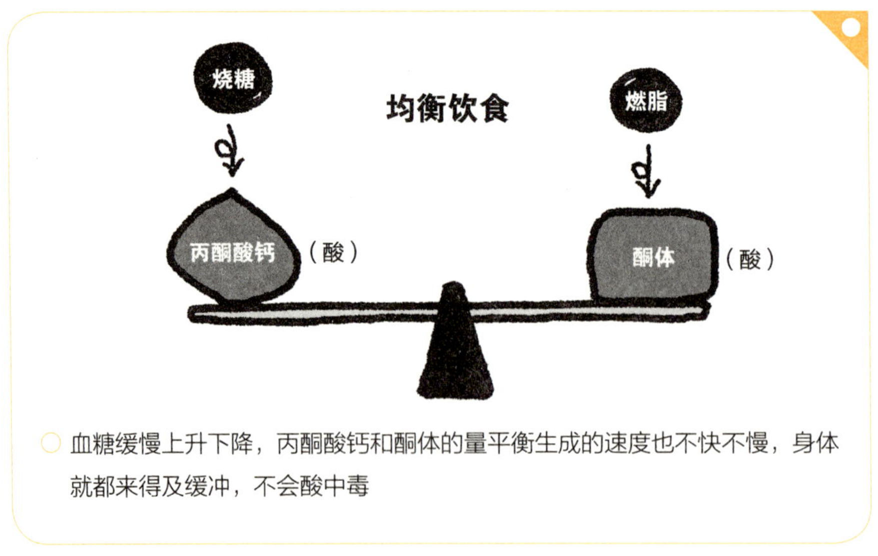

血糖缓慢上升下降，丙酮酸钙和酮体的量平衡生成的速度也不快不慢，身体就都来得及缓冲，不会酸中毒

这样三大营养元素均衡摄取的结果，血糖上升就会缓慢，分解的速度也会缓慢。糖分解放慢，丙酮酸钙的产生也就放慢。丙酮酸钙那一边的跷跷板

开始缓慢下降时，酮体便开始缓慢生成，当丙酮酸钙的量与酮体一样时，跷跷板就平衡了。如此一来，没有一方会过多，酸产生的速度身体都来得及缓冲，我们也就不会酸中毒了。

10 均衡饮食里有脂肪，那胆固醇怎么办

讲到能量调度，讲到均衡摄取三大营养元素用以稳定能量系统，大家都很能接受。可是，吃有油有蛋白质的肉，大家心里都还是有所顾忌，因为有油的肉里都含有胆固醇，所以大家的观念会认为，胆固醇吃多了，血脂会高、心血管会被堵塞。但事实上并非如此。因为胆固醇是肝脏合成的，并非吃进去的，三大营养元素都能合成胆固醇，无论哪种太多，胆固醇的合成都会增加。而且胆固醇的合成需要能量，所以胆固醇的合成量，也是和能量池的量绑在一起的。

人体的线粒体是我们的大火炉，这个大火炉无法直接燃烧三大营养元素取得能量。这个火炉只喜欢烧一种柴火，这种柴火就是乙酰辅酶A。所以碳水化合物、蛋白质、脂肪经氧化后，都必须先转化为乙酰辅酶A，才能被送进火炉里燃烧。燃烧后产生的能量就会送往能量池，供人体使用。

当能量池中的能量过剩，漫出来后，就会被打包成甘油三酯。甘油三酯会合成脂肪，让过多的能量储存在脂肪组织这个能量仓库里。不只如此，甘油三酯同时也能合成胆固醇。也就是说，吃面包、吃瘦肉、吃橄榄油，通通都有可能变成胆固醇。它们到底会不会合成脂肪和胆固醇，完全要看能量池是不是漫出来了，当然也要看身体需不需要用到胆固醇。

能量池会不会漫出来，就要看注入池中能量的速度会不会太快。如果我们把水倒进杯子里时的速度太快，水很快就会漫出来。三大营养元素里，碳

水化合物分解成糖的速度最快，碳水化合物的加工食品，如面包、洋芋片等，分解的速度会更快。分解速度愈快，送进大火炉燃烧的速度就愈快，注入能量池的速度也就快。

所以，单独吃一片面包，大概20分钟就会饿，因为它分解的速度太快，往能量池里注入的速度就很快，池子很容易会漫出来。但是，如果我们吃一片面包加一个蛋，大概可以撑3小时，因为面包里的糖消化速度被蛋里的蛋白质和脂肪减缓了，所以，这时线粒体这个大火炉在往能量池注入能量时，速度也会较慢，变得平稳。这样一来，合成甘油三酯、脂肪和胆固醇的速度也就跟着慢了下来。合成慢，分解也就不用那么急，这些物质在用不到时，身体就有能力将它实时排出体外。

这就是为什么，我们只要一吃多了加工碳水化合物、加工淀粉，或是饮食不均衡，糖分摄取过多，甘油三酯的指数马上就升高，最后连胆固醇也跟着往上跑。那是因为这些食物化成糖的速度最快，血糖总是往上冲，能量池一直漫出来，身体只好不断合成脂肪、甘油三酯以及胆固醇。所以，想要血脂不升高，不碰油根本不是办法，而且还有坏处；想要血脂平衡不高升，最好的办法就是均衡饮食，让注入能量池的速度总是不疾不徐，这样所有脂类的合成也才可能平衡、稳定，身体也才来得及分解它们，实时排出。

11 能量上上下下，会拖垮肝脏

大家都知道肝脏是排毒的重要器官，但是并不太了解肝脏在能量调度与新陈代谢上所扮演的不可或缺的角色。

碳水化合物消化成糖后，如果能量池不足，糖转成的乙酰辅酶A就会被拿去燃烧，以补充能量。但如果这时能量池过满，糖就会被肝脏转换成糖原储存起来。如果糖原过满，放不进肌肉组织，它又会被同时转成人体的共同柴火——乙酰辅酶A。视体内需求而定，乙酰辅酶A可能被转成甘油三酯、脂肪酸或胆固醇。

蛋白质进了肝脏后，也是看能量池的情况行事。它可以被燃烧成能量，也可以被合成脂肪类物质，或者合成蛋白质作为建造组织的原料。脂肪进到肝脏也同样可以被拿去烧，或合成脂肪类物质，做成胆汁、固醇类激素等。如果吃进来的食物里有我们用不到的物质，肝脏还要分解再排出。可以说，肝脏这个橄榄球般大的器官，是我们三大营养元素合成与分解的大厂，也可以说肝脏是能量池的守门员。

如果我们因为饮食不均衡，不停地冲击血糖，能量池一下过满、一下过空，肝脏的工作就会受影响。能量过满时，肝要将过多的能量合成脂肪；如果能量不足，肝又要忙着把糖原转回糖，释回血糖。或者它还要取蛋白质或脂肪生成糖，以确保能量池的稳定，让组织都有能量可以燃烧。如果我们餐餐饮食不均，肝脏就餐餐都加重工作，在它原本例行的排毒、合成分解、组织修复外，又再加上了不停照顾能量池的工作。

肝脏这样工作过度，最后就会受伤。当肝脏受伤时，即使激素／内分泌系统已经调整平衡了，比如月经已不再失调，可是，因为肝这个分解和合成的工厂已无力运作，结果就是该合成的却无法合成，脂肪、肌肉不能合成，就胖不起来。有时也会该分解的，却无法分解，脂肪无法分解，就没有办法燃脂，瘦不下来，或依旧满脸青春痘。或是，淀粉摄取量明明已经减少许多，但是，血脂却依旧降不下来，那就是因为受伤的肝脏还是无法实时将其分解排出体外。

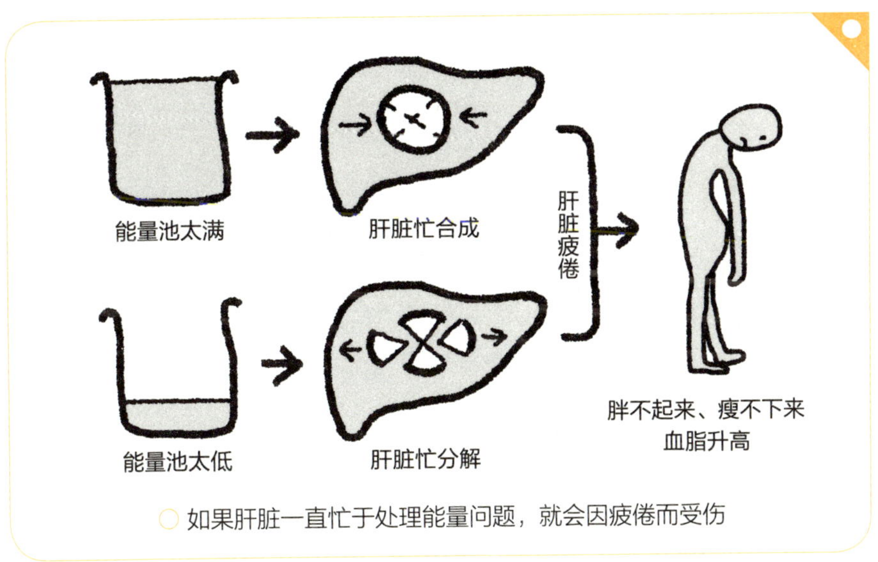

如果肝脏一直忙于处理能量问题，就会因疲倦而受伤

所以，想要新陈代谢顺畅、身体可以平衡燃脂，一定要照顾肝脏的健康，而最好照顾肝脏的方法，就是让饮食均衡，不冲击到血糖。

※ 注意：肝脏受伤也常是因各类中药、成药、西药、酒精过量所引起的。

12 能量、代谢与体重之间的亲密关系

糖尿病、体重问题、内分泌问题，这些都是大家常常听说的新陈代谢失调疾病。只要一想到新陈代谢，通常就会想到激素。很少人在想到新陈代谢时，会想到能量调度。其实，我们的能量与新陈代谢是绑在一起、息息相关的。

人体的三大营养元素转成能量，注进能量池后，如果池子太满，多余的能量就会被合成脂肪；如果池子太空，身体就会把储存好或刚吃进的碳水化合物、蛋白质和脂肪拿来分解，烧成能量，补充能量池。这个分分合合的过程，就是一种新陈代谢。新陈代谢要运动，就跟体内各种运动一样，都需要能量。

所以，虽然新陈代谢中的合成与分解过程都是由激素去指示的，比如胰岛素会指示身体把过多的碳水化合物合成脂肪，但是，如果在这些过程中缺乏能量，激素在人体的位阶再高也推不动新陈代谢。因此，只要体内能量调度一出问题，诸如糖尿病、体重问题、内分泌问题都会跟着出现。

如果我们吃的不对，能量池一下漫出来，一下空出来，跟能量绑在一起的新陈代谢就一下有能量、一下没能量，如此一来，能量供给不平稳，就会造成新陈代谢紊乱。新陈代谢一乱，跟新陈代谢绑在一起的激素也会跟着一起乱。

激素一乱，什么症状毛病都会出现。内分泌系统不对，各类慢性病就会

跟着来敲门——糖尿病、甲状腺问题、生长发育问题、月经不调、更年期症状、血压问题、皮肤问题、食量问题、血脂问题等。其中最棘手的就是体重问题，因为这个时候就会出现吃再多，也胖不起来，吃得再少，也瘦不下来的现象。

体重问题常是新陈代谢失调的结果，能量平衡、新陈代谢、内分泌、体重，彼此环环相扣，牵一发而动全身。如果想彻底恢复健康，苗条不复胖，确保能量稳定，是要第一优先处理的问题。

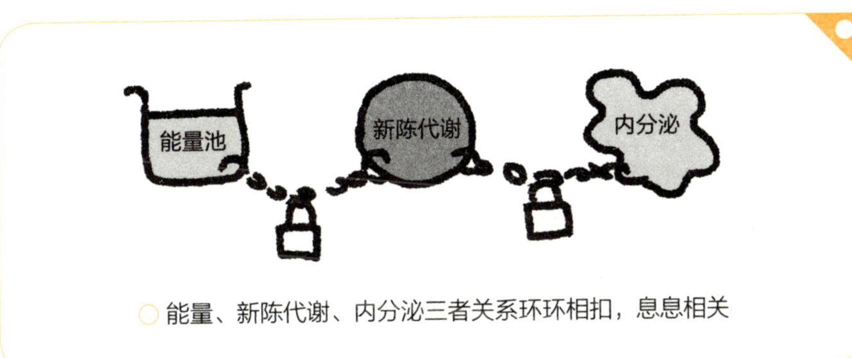

能量、新陈代谢、内分泌三者关系环环相扣，息息相关

新陈代谢和能量池绑在一起，内分泌则和新陈代谢相连，而能量池的起起伏伏，都与我们吃的食物有关。所以，内分泌问题或体重问题并不是遗传而来的。常常，一家人都很胖，或是一家人都很瘦，这都不是基因遗传，而是饮食习惯一代传一代而来的。吃出了一样的燃脂体质，体型当然一样。

13 没有血糖问题，为什么还是会太胖或太瘦

有很多人很纳闷，说："验血时明明没有血糖问题，为什么还是会一直胖（或一直瘦）呢？"那是因为我们例行身体检查中所验的清晨空腹血糖，是看不到人体血糖变化全貌的。我们的血糖每时每刻都在变动，它并不会只停留在某一点，因此，如果没有测出血糖线的行径，就很难观察到自己有血糖震荡的问题。

医学界检测清晨空腹血糖的目的，是要检查胰脏健康的状况，而不是要检查人体血糖与食物之间的关系。人体在正常情况下，也就是饮食均衡、肾上腺健康时，皮质醇在我们刚起床时应是最高的。皮质醇一释出，血糖就开始升高，我们就会被这升高的血糖叫醒。这应该是一天中唯一一次人体用皮质醇提升血糖的时刻。如果这个人的胰脏是健康的，那么这时他的血糖虽然升高，胰岛素的分泌量依旧有能力将血糖控制在正常范围内。但是，如果他的胰脏是不健康的，或是已经对胰岛素产生了阻抗，清晨高升的血糖就无法被压下来。所以，若清晨血糖往上跑超过正常范围时，这个人就会被诊断得了2型糖尿病。所以，清晨空腹血糖的检测，并无法检测出食物与我们血糖的关系，它只能看出胰脏当时的健康状况或是我们是否有胰岛素阻抗的问题。

如果我们想知道自己是否有血糖波动的问题，了解食物与血糖的关联，就必须检验饭后血糖。但医学界例行测饭后血糖的方法，多只测单一时间

点，只检测餐后2小时左右的血糖，这样也一样不全面。好比一个人吃过早餐后的血糖其实冲到了8mmol/L（145mg/dl），但进餐2小时后，他的血糖刚好掉在5.5mmol/L（100mg/dl），这时测得的血糖，没有超出范围，所以检测数值为正常。但又过了半小时，他的血糖掉到了3.33mmol/L（60mg/dl），已经掉进了谷底。这时，他开始冒汗、手抖，饿到眼冒金星，因为吃饼干不健康，所以改吃水果。但水果分解完毕后几乎全数化成糖，所以他的血糖在早餐后3小时左右，冲到了8.33mmol/L（150mg/dl）。午餐前，他想再测一次餐前血糖，了解自己血糖的情况，结果血糖刚好掉到5.28mmol/L（95mg/dl）。所以这样单点测血糖，让他一直以为自己的血糖很正常。

因此，我们可以看得出来，只测量单一时间点的血糖，很容易误以为自己吃得均衡，没有血糖波动的问题。所以我们测血糖时，不能只测量单一时间点，而必须从早餐到中餐，每小时测量一次血糖，这样就可以很清楚地看到血糖的行径与波动幅度。所以，如果前面提到的人，餐后每一小时测一次血糖，他就会知道他的早餐吃得并不均衡，因为血糖从8mmol/L（145mg/dl）掉到3.33mmol/L（60mg/dl），这个4.67mmol/L（85mg/dl）的幅度实在太大了，身体要调整能量的大幅波动需要耗损很多资源。此外，中途补充的水果也会将他的血糖推得很高，因为水果吃完之后的血糖值由3.33mmol/L（60mg/dl）到8.33mmol/L（150mg/dl），也就是5mmol/L（90mg/dl），这样的波动幅度也对能量调度有害无益。

因为身体检查时所测的清晨空腹血糖并无法测出血糖在饮食后的波动幅度，所以它便无法预防2型糖尿病，因为若等到清晨空腹测血糖的数值已超出范围时，胰脏受伤就已经很深了。相反的，若我们餐与餐间以每一小时为间隔测量血糖，就能够看得出自己所选择的食物与血糖的关系，预防血糖过度波动所引起的各种身体问题。

如果血糖在我们进餐后大力波动，全身就会出现能量不稳定的情况，能量池就一下枯竭、一下满溢。由于人体的代谢需要稳定的能量来运作，当能量池不稳时，代谢也就开始紊乱，结果造成不是太胖、就是太瘦，也会有许多慢性病产生。这就是为什么许多糖尿病的并发症，如神经麻痹、身体僵硬、伤口愈合不良、眼睛问题，不只有糖尿病患者才会得，只要血糖长期大幅波动，也都有可能会得。

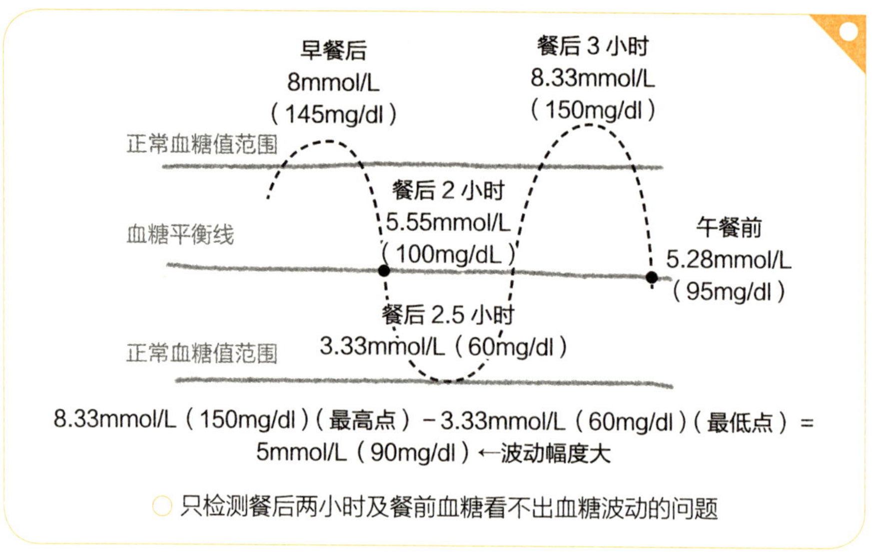

○ 只检测餐后两小时及餐前血糖看不出血糖波动的问题

14 为什么糖吃多，肚子、屁股、大腿会变胖

为什么我们每次一胖，都先胖肚子、屁股和大腿呢？让肚子和屁股变胖的激素是压力激素皮质醇。那皮质醇为何会分泌？又为何会过量呢？

调度能量时，身体是顺应着能量环境而走，也就是说，如果能量太多，就合成；能量太少，就分解。但掌管生存的压力激素却有能力和身体走反方向，不管现在体内能量状况如何，它的目标就是要保留能量，用以支持紧急压力，也就是立即需要能量处理的压力；或者支持处理长期压力时所需的能量。所以，只要身体面临压力，不管能量池是多是少，压力激素都能命令组织分解以提供能量，同时也能强制合成能量，让脂肪愈堆愈高。

身体是个极度讲求优先级的机制，会立即影响生存的一定先处理，影响以后生存的则稍后处理。例如，我们在路上碰到了一只老虎，这是会立即影响生存的压力，属于紧急压力。如果我们缺乏能够与老虎打斗或用以逃跑的能量，就必死无疑，因此保留能量，必须优先处理。处理紧急压力能量的激素，是肾上腺素，它是压力激素的一种，就因为有它，我们才有爆发力可处理差点被车撞到、差点被火烧到、差点被人打到的紧急状况。

但生活中并不是每一种压力都是紧急的，例如体内发炎、耐力型运动、痔疮、组织缺氧、低血糖、发热、受伤、低血压等。这些并不属于紧急事件，但它们对身体来说，却也都是压力。也有些压力并非来自于身体，它是生活与人际上的压力，比如夫妻吵架、跟老板处不好、有报告要交、有考试

要准备等。这些压力，就是长期压力，长期压力是由皮质醇这个压力激素在处理的。由于这些长期压力并不立即影响生存，但如果不处理好，它们最后都会严重影响生存。特别的是，在处理这些长期压力时，我们却依旧必须面对不能预测的紧急压力，所以皮质醇就被赋予了双向通行证。

皮质醇拥有的双向通行证，就是它可以同时要求身体分解取得能量，也能同时要求能量被储存备用，分解与合成它同时都能办到。所以，皮质醇在使用双向通行证时，它可以不理会血糖的状况。比如，血糖升高时胰岛素会出来让糖进入细胞，用以降血糖。但皮质醇只要释出，细胞就会自动出现胰岛素阻抗，血糖进不了细胞，停留在血液里，血糖就开始升高。此外，皮质醇也能分解肌肉组织，取得蛋白质，进行动物淀粉新生作用，将蛋白质转成血糖。这些，都能让血糖升高。

皮质醇的目的是让糖留在血液里，以备支持紧急压力时所需的爆发力。不只如此，皮质醇同时也会忙着将能量合成脂肪储存，囤积在肚子和臀部、大腿的位置，储存能量，以备长期抗战使用。所以，只要皮质醇在，不管脂肪组织这个仓库是不是已经满了，都还要继续囤积。不只如此，强大的皮质醇也可以抑制甲状腺激素分泌，同时关闭消化、生殖、神经等系统。

这就是为什么专家总是提醒我们，如果要避免压力激素对身体的伤害，一定要注意自己是否有长期发炎，或者尽量减轻生活压力的原因。但是，我们却忽略了一样现代生活中最容易面临的长期压力，那就是低血糖。远古时代，低血糖代表的就是压力，因为当时食物不易取得，如果好几天打不到猎物，面临饥荒，血糖掉到谷底，它就是生存的压力。血糖一低，皮质醇就要赶快出现，分解组织以提升血糖，让各器官不至于没糖可以烧。我们现在生活中食物虽从不匮乏，但却充斥着让血糖波动的机会。只要吃一大盘水果、单独吃一片面包，都会快速将血糖推高，由于胰脏无法判断糖量，就会将胰岛素全数释放，过量的胰岛素就又把血糖压得很低。所以，血糖冲得多高就掉得多低，当血糖冲进了谷底时，皮质醇就跟着泛滥。

激素从作用到代谢所需的时间可以用半衰期这个说法来形容。一般激素的半衰期都只有几分钟，比如胰岛素的半衰期是6分钟、胰高血糖素的半衰期是3～5分钟。但皮质醇与其他激素不同，它的半衰期长达70～120分钟。如果我们的低血糖并不是因为好几天打不到猎物，而是因为吃错食物才被压到谷底，而且是一整天都吃错，血糖就会一天冲进谷底好几次，就好像一天就经历好几次饥荒一样。如此一来，作用时间长的皮质醇就一整天不停地在体内循环，让糖留在血液里，也忙着将能量合成脂肪，囤积在肚子、臀部和大腿的位置。

这就是为什么，糖、淀粉一吃多，不管你是亢进型还是减退型燃脂体质，总是胖在肚子、屁股、大腿的原因。所以我们也才会看到有些人明明身材纤瘦，但肚子和屁股却很大，不成比例。

15 为什么会饿了也不想吃，或一吃就停不下来

根据卡路里进卡路里出的理论，很多人以为，只要少吃几餐，就可以变瘦。所以减肥的人都想能不吃最好就不吃，可是饿个几餐，又忍不住狂吃起来，或者正餐不吃，却猛抓零食。

造成这种情况的原因，是因为他们没有平衡型燃脂体质。有平衡型燃脂体质的人，有个把关很严格的食量。他们的食量能准确报出能量池的情况，如果能量池不需要补充，就一口也吃不下。因为食量能监测能量池，能量池不够时又可以燃脂补充，所以有平衡型燃脂体质的人，不饿时不需要吃，吃不到东西时，就让消化系统休息，同时燃脂减脂。这样，人一定要吃三餐的界限就可以被打破，能吃时从不过量，吃不到时也充满了能量。

帮能量池向身体通风报信的机制，是掌管我们食量的激素，叫瘦体素。瘦体素是由白色脂肪组织释出的，它的发现，让我们原本认为无用的脂肪组织，一下子被晋升到了内分泌系统中。瘦体素就住在脂肪这个仓库中，当能量池过满，脂肪储存够了，瘦体素就会去向脑子下达指示："不要再吃啦！"这时，我们的食欲就会减少，也吃不下食物。当能量池下降，脂肪储存不足时，瘦体素就再度向脑子下达命令："快吃啦！"这时，我们就会觉得饥饿，想要吃东西。

那么，瘦体素是怎么知道我们的能量已经足够，通知身体停止进食的呢？一提到能量，就一定要提到体内最重要的能量来源——糖。体内看管糖

量的激素是胰岛素，血糖一上升，胰岛素就上升。血糖上升快，胰岛素就大量释放。胰岛素的出现，是为了要调节能量池，不让血糖一直上升，免得能量池满到身体来不及处理。因此血糖一高，能量池一满出来，胰岛素就会指示合成脂肪，送进脂肪组织这个备用能量仓库。另一方面，糖多、脂肪就合成，住在脂肪组织里的瘦体素就会释放，赶快跟脑子讲：“脂肪存够啦，不要再吃了。”所以，胰岛素上升时，瘦体素也会跟着上升。

如果我们平时有习惯三大营养元素一起吃，均衡饮食，而且吃会化成糖的食物时都很小心，不过量，这时，因为脂肪和蛋白质能减缓碳水化合物中糖分解的速度，所以，血糖上升的速度就很慢。慢慢上升，再慢慢下降。因为慢，所以胰岛素和瘦体素的释出，也都是慢慢的，量都是刚刚好。激素送信息给细胞时，是把自己插进细胞里的接收器。胰岛素插进细胞接收器时，就让细胞开门，让血糖进细胞烧成能量。瘦体素插进细胞接收器，量刚刚好时，脑就会让我们饿时吃、不饿时不吃。所以，“饿时想吃，不饿时一口也吃不下”就是平衡型燃脂体质的食量特征，它能确保我们的食量“刚刚好”。

但是，如果我们平时饮食不均衡，吃化成糖的食物很随意、量很大，这时因为这些糖没有脂肪和蛋白质拉着，无法减缓它分解的速度，所以血糖上升的速度就很快。血糖冲上去，速度太快了，胰脏无法预估会有多少糖进来，就一次把胰岛素大量释出。由于释出量太大了，细胞很快开门让糖进去，血糖就很快地又重重掉了下来。这样不均衡的饮食，造成餐餐冲击血糖，大量的胰岛素不停地要求细胞开门，最后细胞受不了了，就把接收器收起来了。这时，虽然身体会释出胰岛素，但是，却无法降下血糖，就会产生胰岛素阻抗。

由于瘦体素的分泌量是配合着胰岛素，因此，当胰岛素阻抗时，瘦体素也形成了阻抗，细胞就不想再听瘦体素要传达的信息。脑子一接不到瘦体素的信息时，就变成“饿了也不想吃”或是“饱了也停不下来”的窘境，这也就成了亢进型和减退型燃脂体质的人的食量特征。一旦变成这样的食量特征，就失去自由和享受，看着美食却没有进食的欲望。或者，明明已经吃撑了，却还是停不下来，吃个不停，食量大大地超过需要。

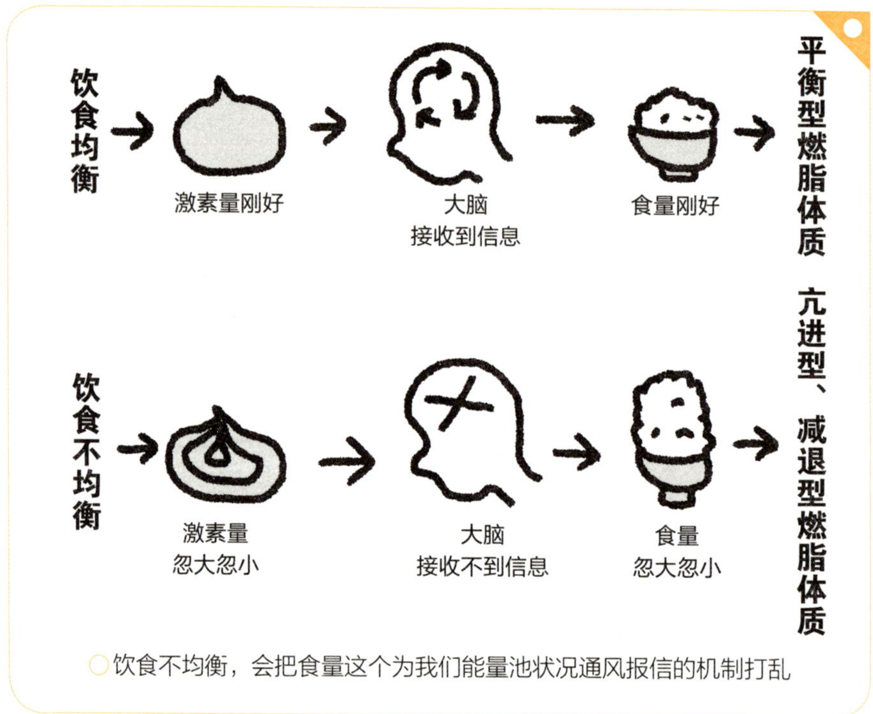

饮食不均衡，会把食量这个为我们能量池状况通风报信的机制打乱

所以，人到底一天该吃几餐，或者一天中不同的时段到底该不该吃，其实不是人决定的。

我们每一天到底该吃几餐、到底该吃多少，其实是瘦体素决定的。平衡型燃脂体质的人，瘦体素是敏感且功能强大的，它会告诉我们每餐该吃多少，每天依活动量和能量耗费情况来决定吃几餐。这种轻松跳餐却不影响下次进食食量的能力，是平衡型燃脂体质的人独有的。

16 大量运动真的会让你瘦吗

每当我们吃得过多时，常常第一个想到的就是运动，想把多吃进去的能量借由运动消耗掉。多吃会有多出来的能量，运动可以消耗能量，所以，照理说，吃多动多，脂肪是可以被燃烧掉的。但问题就出在，如果我们常常运动过度，能量池会发现它需要支持的是耐力而不是爆发力，结果让身体视之为长期压力，皮质醇就会释出。皮质醇一出现，能量调度就反其道而行了。长期不均衡的结果，腺体会因此而受伤，所以大量运动就有可能会运动出亢进型或减退型燃脂体质。

卡路里进卡路里出理论的另一个影响，是让大部分的人都认为，只要动得多，就会瘦，所以大量运动就变成了时尚，诸如飞轮、马拉松、长时间组合式运动。每次做完这些运动，大汗淋漓，就会觉得自己燃烧了好多脂肪，只要持续下去，很快就会瘦。但我们不知道的是，我们剧烈运动时，因为能量消耗得很快，所以能量池很快就会枯竭。能量池枯竭就和血糖掉到谷底一样，对身体来说是生存压力。所以就像血糖掉到谷底一样，皮质醇会按照能量被消耗的速度从肾上腺释出。

皮质醇一出现，它第一件事就是让细胞出现胰岛素阻抗，让血糖进不了细胞，使血糖持续升高。皮质醇会这么做是想保持糖在血液里的数量，用以随时支持紧急压力，比如突然遇到了老虎，需要能量搏斗或逃跑。可是，如果紧急压力并没有出现，那么皮质醇就会立即将能量打包，储存成脂肪，它这么做，是想用这些备用的能量来支持长期的压力。长跑、飞轮等长时间的耐力与剧烈运动，就是被身体视为长期压力的运动。

皮质醇一出来，就会在血液中循环好几个小时。结果，若我们在剧烈运动完之后进食，不管吃的是什么，皮质醇都会打包合成脂肪。所以，过度运动不见得对瘦身有好处。

要是我们持续每天都这样过度运动，皮质醇就每天形成胰岛素阻抗，胰脏就开始受伤。

由于天天过度运动，肾上腺也要天天释出过量的皮质醇，所以肾上腺也会同时开始受伤。如果不但过度运动，还同时饮食不均衡，那血糖一上一下时，胰岛素和皮质醇都会不停地被大量释出，胰脏和肾上腺就紧跟着对方，更加速被损伤。

最后，要是胰脏比肾上腺先衰退，血糖线就会整个往上移动。血糖总是升高，能量池总是过满，脂肪组织就开始快速增加。没机会燃脂，却总是合成脂肪，燃脂小于脂肪合成就是减退型燃脂体质。有这种体质，当然会愈跑愈胖。但是，要是肾上腺的功能先衰退，血糖就整个往下移动。血糖总是过低，能量池总是不满，脂肪组织就烧得很快。总是燃脂，没机会合成脂肪，燃脂大于脂肪合成就是亢进型燃脂体质。有这种体质，想胖也胖不起来，愈动愈没肌肉。所以，想要有平衡型燃脂体质，不但要均衡饮食，运动也要适度、有策略。如此一来才能真正训练体内的能量调度机制，让它变得愈来愈有效率，以最少的卡路里，烧出最大的生命力。

17 改变自己的燃脂体质，改变生命

与机器相比，身体的能量调度效率，要远胜过世上最有效率的机器，它的运行，几乎没有浪费可言。身体的能量调度可以这么有效率，就是因为它能在不同的情境下，以不同的原料，燃烧出能量，这个能力，就是适应力。生物远强过机器，差别就在这里。身体的适应力，是体内各方在不同情境下保持的体内平衡所赐。而这个体内平衡中监控最严格的，莫过于能量池。

能量池的起伏，跟饮食有最直接的关系，它的关系，不只是在食物的量，而且还有食物分解的速度。能量池的起伏形态，最终决定了身体是燃脂还是存脂。这真是一个好消息，因为这就代表燃脂体质并由非基因遗传而来，我们想拥有什么样的燃脂体质，饮食其实就能左右。

既然我们能左右自己的食物选择，也就表示，我们能掌控自己的燃脂形态。吃对了，不但能培养出平衡型燃脂体质，得到美妙的身材，而且，平衡燃脂者的体质，因为能量稳定均衡，所以它也能烧出健康大奖。

生命的泉源，始自于能量，因为有它，生命才有动力。如果你能学会驾驭体内能量调度，不但能改变自己的燃脂体质，你的生命，也会因此而出现转机与动力。

燃
脂力 /

Chapter 2

平衡型燃脂体质给我们的健康基础

脂肪可燃烧，肌肉可重建，身材一定匀称

如果我们的能量供给稳定，能量池的量也总是不多不少，这时，人体的运行就不会出现想工作、却缺乏能量的窘境。因为能量池稳定，所以身体需要消耗能量时，就可以自由使用。

如此一来，各系统之间的合作，也都会非常顺畅。所以平衡型燃脂体质不只能烧出有型的好身材，它还能确保我们的健康，让我们远离疾病。

平衡型燃脂体质的人，在外表上最大的好处，就是身材匀称。身材匀称不光只是瘦，因为瘦的人，身材比例不见得匀称。身材匀称的人，该有肉的地方会有肉，该有油的地方会有油；不该囤积的地方，也都没有囤积。他们腰是腰、肚子是肚子，健康由里往外显现，健康看得见。

其他两型燃脂体质的身材就和平衡型燃脂体质的人不一样。亢进型燃脂体质的人，能量池常常接近枯竭，脂肪和蛋白质总是必须被调出来燃烧作为能量，到最后，肌肉就会松垮，身体缺乏脂肪。即使瘦，身形也显得松垮，全身没油，皮肤和头发粗糙，而且非常干燥。减退型燃脂体质的人，也是一样，他们的能量池总是过满，身体不停地将过剩的能量合成脂肪，囤积各处，腰部肝脏附近存满后，就往屁股、大腿囤积。全身都看不到肌肉，因为肌肉上面都被脂肪覆盖住了，全身浮肿，缺乏体态。

平衡型燃脂体质的人就不同了，他们的能量池总是不过满，也不枯竭。

在人体能量缓慢上下时，平衡型燃脂体质的人身材比例就有机会重组，因为在身体原本储存的脂肪烧完后，重新合成脂肪时，会囤放在人体应该囤积脂肪的地方，结果就是身材凹凸有致。

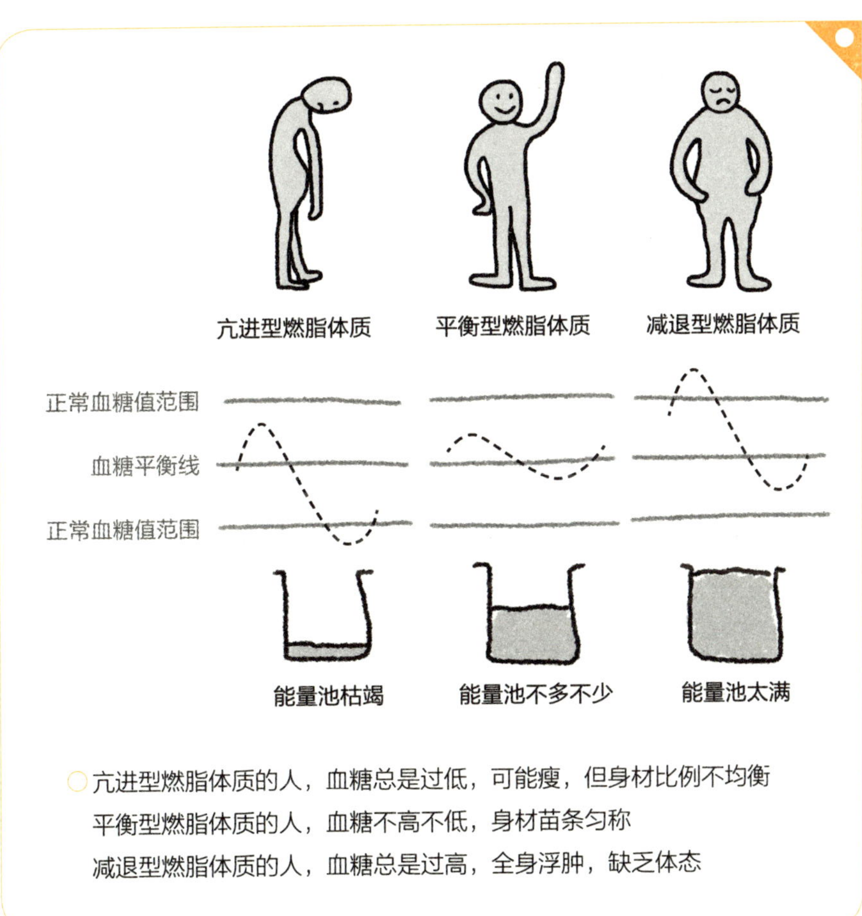

亢进型燃脂体质的人，血糖总是过低，可能瘦，但身材比例不均衡
平衡型燃脂体质的人，血糖不高不低，身材苗条匀称
减退型燃脂体质的人，血糖总是过高，全身浮肿，缺乏体态

蛋白质更是如此，蛋白质一旦被分解，就有机会再重新合成，再合成的蛋白质跟脂肪一样，既然不用担心能量池随时都可能枯竭，便可以在重新合成时按照需求的位置置放。如果这个人的手臂常活动，肌肉便在那里合成；

如果这个人常走路，那腿部肌肉就会加强合成，腿部会在脂肪分解时变纤细，也在蛋白质重新合成时变结实。也就是说，能量池一开始平稳，身体相信它不需要再照顾一下太满一下又枯竭的能量池后，它就会开始调动脂肪、蛋白质，在全身各处重组、雕塑身材。

血糖稳定，肚子饿也不难过，精神好体力好

很多人很怕肚子饿，包包里总是随身放着零食，因为他们怕吃不到东西，血糖会降得太快，那时，就会手抖、脾气大，饿得难受。之所以会有这种感觉，是因为他们的燃脂体质还没有平衡，所以饿时血糖掉得太快、太深，就会感到难过。拥有平衡型燃脂体质的人却不一样，就算十几、二十小时吃不到东西，血糖也还是能保持平稳，就算饿，也绝不会难过。

平衡型燃脂体质的人，因为能量池从未被不均衡的饮食震荡，所以容量总是不多不少，血糖总是不高不低。如果这个人无法吃到食物，血液里的糖被用完了，他可以先把身体里原本储存好的糖原拿出来燃烧，补充能量池。他也同时能将原本存放的脂肪取出，经动物淀粉新生作用转化成糖，燃烧成能量。不管是糖原被释放，或是脂肪与蛋白质经动物淀粉新生作用转成糖，人体的血糖都能持续被提升。这就是为什么平衡型燃脂体质的人即使好久吃不到食物，血糖依旧能保持平衡的原因。就因为血糖是平衡的，所以就算饿也不难过，精神体力还是很好。

但是，亢进型与减退型燃脂体质的人却不一样。因为他们的血糖总是不停波动，所以，每当他们的血糖降下来时，就是非吃不可，不然会饿到头昏脑涨、冒汗、手抖。如果这时他们的身边并没有营养、平衡的食物，他们还是必须吃，结果就是愈多糖的食物愈想抓。但是一吃错，又把本来就已经不平稳的血糖冲击得更厉害了。可以说，这两类的人，什么时候吃，吃什么，都无法自由控制。这样血糖震荡久了，胰脏先受伤，就会得2型糖尿病，如果肾上腺先受伤，就会低血糖。

平衡型燃脂体质的人因为血糖总是持平，所以如果某餐没有平衡、营养的食物，就算跳一两餐或三餐也没有什么大碍。拥有平衡型燃脂体质的人可以一直等到有好食物出现时才吃，有选择吃什么，什么时候吃的自由。在这段等待的时间里，身体还能同时燃烧脂肪、雕塑身材。所以，能够平衡燃脂的人，血糖总是平稳的，没有糖尿病和低血糖的顾虑。

肾上腺不疲倦，心悸、心律失常不上身

人体运用能量的状况也会影响我们的心脏健康。我们测量心电图时看到的一上一下的曲线，就是让心脏跳动的电流状态。有时，心电图显示的心跳，会在跳动中间暂停，或是不时心跳加速，这些，都是心脏跳动出现了症状，不能不注意。

心跳有问题有可能是因为电流生产失衡，也有可能是供给心脏跳动的能量不稳定所造成的。心跳不稳定，全身供血都会出问题，尤其是脑部，脑部的氧气是血液供应的，再短暂的缺氧，对脑子的健康都会产生致命的危险。

心脏是与骨骼肌肉相似的肌肉组织，我们肌肉组织的收缩与放松，靠的是矿物质（也就是电解质）进出细胞膜所产生的电流。这些进出的矿物质中，钙与钾最重要，钙进出细胞膜能使电流产生，让肌肉收缩。而当钾进出细胞膜时，能使电流平缓，让肌肉放松。这一收一缩，就让心肌顺利收缩，把血流打进身体各处。这个收缩的运动，跟体内其他运动一样，都需要能量。而心脏需要的大部分能量，都来自于燃脂后产生的酮体。

亢进型和减退型燃脂体质的人，因为血糖过度波动，肾上腺都极不健康。肾上腺掌控了体内矿物质的去留，因此，他们的肾脏会因为让钙钾排出失衡，而造成钙钾的比例失衡。当钙太多时，心肌放松困难，心脏收缩后就无法放松，往往跳得太快，形成了心悸。如果钾过多，心脏又会过度放松，在收缩后放松过久，就好像少跳了一下，导致了心律失常。

除肾上腺不健康外，能量供应不稳定也会造成心律失常。减退型燃脂体质的人，因为燃脂总是有困难，所以酮体取得不易，酮体提供的能量较燃烧糖类提供的能量稳定，所以是心脏最喜爱的能量，如果心脏总是要不到它最喜爱的能量，心跳也就会开始不稳定，导致心律失常。

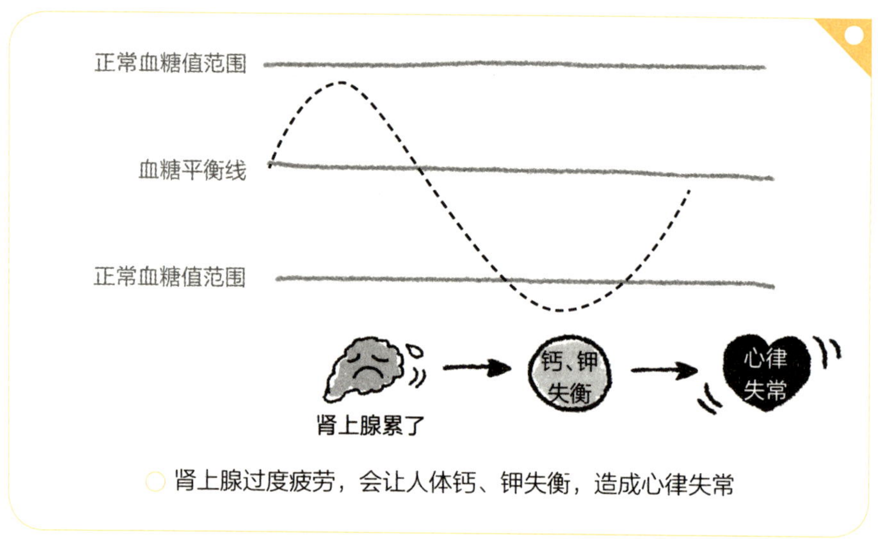

肾上腺过度疲劳，会让人体钙、钾失衡，造成心律失常

平衡型燃脂体质的人，有能力持续以身体储存的脂肪来燃烧成酮体，供给心脏跳动所需的能量。而且因为血糖平稳，从不掉进谷底需要惊动到肾上腺出马调整血糖，所以他们的肾上腺不会疲倦，很健康。就因为肾上腺很健康，因此钙、钾从肾脏排出的量，就抓得刚刚好。钙、钾含量刚好，心肌因电流刺激的紧缩与平缓能轮替进行，心肌便能在收缩后顺利放松，放松后又顺利收缩，如此一来，心脏就能稳定地输送血液进入身体各处，提供能量及营养、排出废物，这就是健康的基础。

钾钠进出平衡，血压常保稳定

很多人误以为血压低就是好，其实，只要是和身体运动相关的事，都只有刚刚好才可能是健康的。人体正常的血压跟体温一样，是有波动的，遇到不同的情境，我们可以自如地收缩或放松血管。

人体的血压是由肾上腺释出的盐皮质激素所掌控，此类激素的多少，决定肾脏当下是要保钠排钾，还是排钠保钾。钠过多就容易导致血压升高，盐就是钠，所以很多人有错误的观念，以为吃过多的盐会得高血压，其实这是身体自行控制的，和吃进去的盐关系不大。相反地，钾如果过多，就容易导致血压降低。如果钾、钠平衡，血压就会有弹性，虽可能因不同的情境有所改变，但总能回到平稳的状态。

亢进型与减退型燃脂体质的人，都会因为血糖波动过度，使得肾上腺疲倦。疲倦的肾上腺功能不是太亢进，就是太减退，因此它们产生的盐皮质激素不是太多，就是太少。

盐皮质激素产量太多时，就会一直指示肾脏保钠排钾。钠就是盐，所以当肾脏不能把盐排掉时，此时就容易使血压升高。相反地，盐皮质激素太少时，肾脏也可能排掉过多的钠，保过多的钾，如此一来，血压就可能过低。所以，亢进型与减退型燃脂体质的人，血压无法平稳，不是太高就是太低。低血压和高血压一样危险，有低血压的人很容易头晕、昏倒。这是因为有低血压的人，其对深层脏器的血液输送常常不足，因此各器官包括脑部，都可能会因为血液不足而产生疾病。

此外，肾脏排过多钾的同时会引起肌肉无力以及水肿问题。排过多的钠，则相反地会引起肌肉僵硬以及脱水问题。

平衡型燃脂体质的人，肾上腺体不疲劳，所以它可以适时释出适量的盐皮质激素，血压因此总是很平稳；同时也有能力在适当的时机应变，以支持适应外在环境，如突如其来的紧急事件，对应温度变化的调节等。

体温调节有弹性，手脚不冰冷

有些人很怕热，天气一热，就算不动，也一样汗流浃背。有些人则很怕冷，当气温一下降，就手脚冰冷，冷到无法入睡。我们常不注意此事，认为这是天生体质造成的。其实不然，因为一个健康平衡的人，体内有自动调节温度的机制，有能力适应冷热的转变，能适度调整体温，体温也能依照环境而有变化。天冷时感觉到冷，知道加衣服；天热时感觉到热，知道脱衣服。此外，在气温上升或下降时，身体也懂得缓冲，让人不会过冷或过热。

人体对冷热的适应，和能量有紧密的关联，因为我们吃进去的原料在体内火炉的线粒体内燃烧时，都会产生能量，再附带产出热能。这个热能，就是保持我们体温平稳的来源。

体温平稳很重要，因为酵素要在人体生化过程中发挥作用，它们对温度有一定的要求。酵素很重要，因为所有的生化运动都要靠酵素才能加速完成，要不然身体运动就会像慢动作一样出现问题。

一个拥有平衡型燃脂体质的人，遇到不同的环境温度时，能够灵活地调整身体燃烧能量的速度，用以调节体温。如果天气很热，身体会自动降低能量的产出，让产生能量时附带产出的热能少些，体温不会太快升高。如果天气很冷，也能加速产出能量，让附带产生的热能多些，体温自然升高用以御寒。所以，这个人可以汗流得不多不少，冬天手脚不易冰冷。

但是，亢进型与减退型燃脂体质的人就不是这样了。亢进型的人脂肪燃

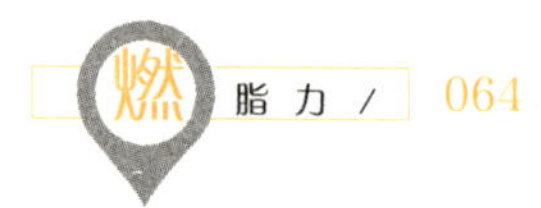

烧得太快，不停产生能量，附带产生的热能也就跟着增多，无法配合周遭环境改变，即使在大热天里，也无法调节体温。因此，身体为了要降温，只好用水将热能往外送，结果就是连不动，也会为了散热，流得满身大汗。减退型的人，则是相反，因为能量池总是过满，不需要分解那么多脂肪以产生能量，附带产出的热能也就同时不足，所以，有时就算气温下降，体温也无法调节以适应环境里的温度，手脚便始终冰冷。中医这时常会诊断出身体过热或过寒的状况。

亢进型与减退型燃脂体质的人的体温症状，在更年期最为明显。女性在更年期卵巢功能衰退，开始把制造性激素的工作移交给肾上腺。由于亢进型与减退型燃脂体质的人，肾上腺受伤都极深，因此，在更年期卵巢要把棒子交给肾上腺时，这个移交的工作就会不顺利。如果这时饮食依旧不均衡，血糖不停震荡，能量池总是接近枯竭，就会再度把更沉重的负担压在已经累坏

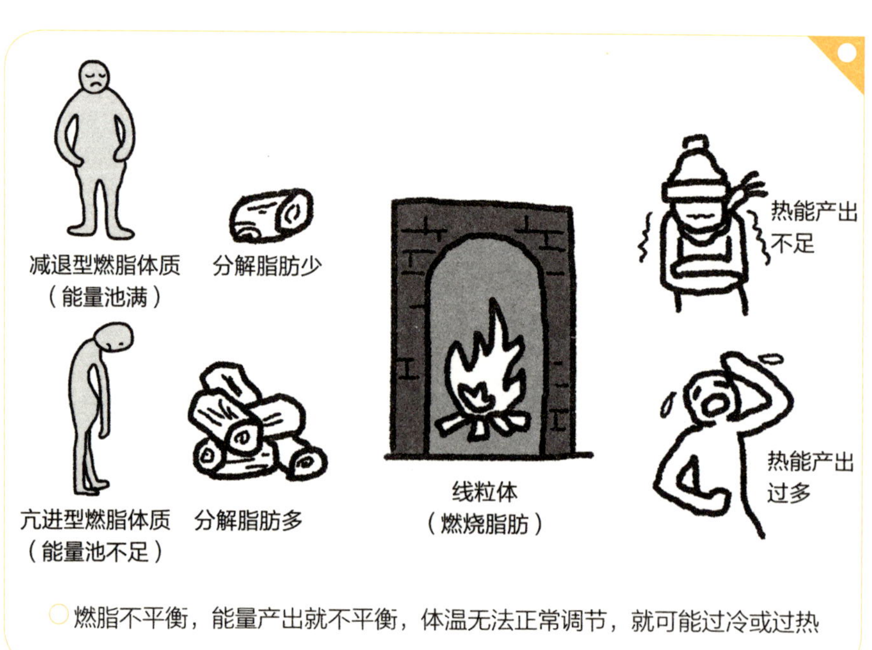

燃脂不平衡，能量产出就不平衡，体温无法正常调节，就可能过冷或过热

的肾上腺上。这时体内能量调节、燃脂的速度就开始大乱。所以更年期的女性，有时只是躺或坐着不动，也依旧会突然满脸通红、全身出汗，这所谓的潮热，就是不均衡燃脂体质的结果。体温和气温无法协调，能量和热能突然大量产出，就会突然全身大汗（注意：肝脏堵塞也会出现出汗过多的情况）。

燃脂体质一失衡，体温的调节，也就跟着失序，只有平衡燃脂，才可能平衡产生能量与热能，让体温能跟得上环境里温度改变的脚步。

日出能起、日落能息，睡眠有品质

能量调度不平衡，也可能造成失眠。我们常常听人说："我是夜猫子，愈晚灵感愈多。"这种说法好像晚睡是他们的选择一样，其实夜猫子，并不是"不能"早睡早起，他们多是"不想"早睡早起。

身体是大自然的一部分，我们的生理运动，当然也是跟着世界的中心——太阳在运动。既然人体的生理时钟是跟着太阳在走的，如果我们的肾上腺健康，那么，当我们清晨起床时，皮质醇便是一天当中产量最高的时刻。皮质醇是压力激素的一员，适量的压力激素，让我们能迎接生活里的各种挑战，精神十足，脑筋转得快，灵感丰富。但皮质醇的产量，会随着太阳下山，慢慢开始减少，到太阳下山后3小时，它在血液中的量就应该达到最低。就因为如此，没有了让我们想战斗、兴奋的压力激素，我们就会开始觉得困。这就是所谓的皮质醇昼夜节律。平衡型燃脂体质的人最大的体质特征，就是有健康的腺体。因此，平衡型燃脂体质的人，生理时钟规律，日出而起、日落而息，一沾枕头就睡、一起床就神采奕奕准备战斗了。

亢进型与减退型燃脂体质的人，最大的体质特征则和平衡型相反，他们的肾上腺都非常不健康。肾上腺一不健康，就开始与生理时钟脱轨，睡眠被搅得乱七八糟。肾上腺受伤时，它生产的皮质醇便跟不上生理时钟。所以，清晨本该产出最大量的皮质醇时反而缺乏，这个人就需要花很大的力气才能起床，起床后又精神不佳。而夜里原本皮质醇的量应该很少，却一下子大量释出，结果就翻来覆去怎么样都睡不着。

燃脂体质与能量调度紧紧相连，因此，当燃脂体质一失衡，能量生产就大乱。在我们不需要能量时，它高度生产，让我们睡不着；而我们需要能量时，它却偏偏不足，让我们起不来。

所以，想要睡得好，不失眠，就必须要先培养出平衡型燃脂体质。

脑能量平稳，能专心、能放松

现在学校里最让老师棘手的，莫过于学生无法专心。无法专心其实并不是只有小孩才面临的问题，许多成人也有注意力不集中的烦恼，想不起事情，面对突发状况时，反应不过来。脑子里好像总是一团迷雾，什么事情都想不清楚。有些人则是相反，他们可能盯着一个目标，永无止境地执行，不能停止、不会休息。连节假日，都没办法平静地喘口气、放松一下。这些人不放松并不是因为他们的个性如此，不放松是因为他们无法放松。

人的大脑只占体重的2%，但是，它却必须消耗人体20%的能量。大脑对身体的能量供给状态最敏感，能量只要一不充足，大脑马上知道。由于大脑的主要能量来源是糖，不但如此，脑细胞与一般细胞不同的是，它无法储存糖分，因此，血糖线所处的位置，对大脑来说，就非常重要了。减退型燃脂体质的人，血糖线大多数时间是待在平衡线以上，能量池因此总是过满。能量池一过满，人就亢奋得不得了，什么事都想做，总是停不下来。大家都会觉得他们很没耐心，就算有时间休息，也不愿休息，总是想拉着大家做点什么，因为脑子总是停不下来。

亢进型燃脂体质的人，血糖线多盘旋在平衡线以下，能量池因此总是不足。能量不够，这个人就做什么都提不起劲来，好像对什么都没兴趣，因为脑子总是没能量动起来。

大脑需要大量的能量，如果能量不足，脑子就动不起来，就算这个人很用力地想集中注意力，也办不到。这样的状况如果出现在小孩的身上会更惨，因为他们的脑部还在成长，所以孩童脑部所需的能量是成人的2～3倍，因此，当他们的能量池总是不够时，孩童的症状就会比成人的症状放大好几倍，过动和学习障碍就因此产生。

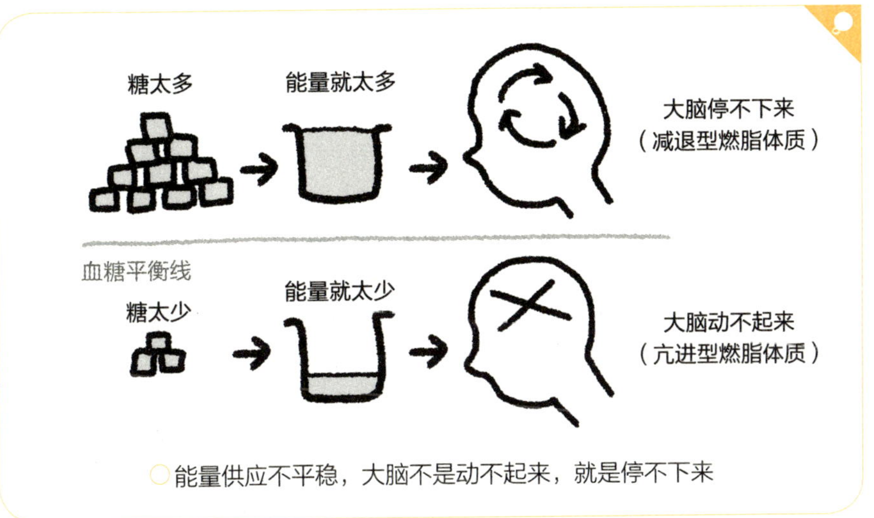

能量供应不平稳，大脑不是动不起来，就是停不下来

平衡型燃脂体质的人，他们的血糖线总是不高不低，能量池总是不多不少。脑子能够持续得到平稳的能量供给，所以时时都精神饱满，而且脑子灵活。因此，他们想专心就专心，想放松就放松，随着环境的需求，脑子都有办法适应。所以，平衡型燃脂体质的孩子，体力精神一定是最好的，他们能集中注意力学习，在休息时也能适时得到放松。这样的孩子大脑从不断电，在脑力竞争的世界里，有很大的优势。

8 肝脏不疲劳，身体时刻都排毒

人体不需要的东西就是毒。排毒是件重要的事，因为不只我们身处的环境里有毒物质很多，我们体内制造出来的毒物也不少。只要是身体不需要的，就必须被分解排出，如用过的激素、营养元素代谢出来的物质等。处理这些分解工作的，就是肝脏。所以肝脏一堵塞，我们的身体马上就会有感，如女性月经或排卵期时胸部肿胀，那就是性激素无法适时分解，排不出去的结果。

肝堵塞就是肝脏里面的工作项目大塞车。肝脏有许许多多的工作，我们已知的就已经超过五百种，要做事就必须要有能量，所以肝所需要的能量极大。因为肝脏处理这些事所需的能量，是和人体其他工作所需，同时共享能量池的能量，这使得肝脏常常无法同时处理多件工作。这也就是为什么，遵循生理时钟的肝，都要等到夜里11:00到凌晨3:00才进行大型的排毒，因为在我们睡觉时，体内各处对能量的要求会降低，这时肝才有剩余的能量能将该干的工作都做完。

但是，如果一个人是亢进型或减退型燃脂体质时，血糖一定经常震荡。血糖上升时，肝脏必须合成糖原或脂肪；当血糖掉到谷底时，肝脏又必须去分解糖原或脂肪，以释出能量。这类的糖转换工作，是肝脏必须最优先处理的，因为若肝不先处理，能量池就不能保持平稳，生命就会有危险。而且亢进型与减退型燃脂体质者的血糖波动幅度都很大，所以，这些能量合成与分解的工作量就特别大。肝脏忙着照顾血糖与能量，其他的合成与分解工作就只好排队，形成了大塞车。肝脏连最基本的分解和合成都做不到，就根本不用讲排毒了。

平衡型燃脂体质的人，血糖波动幅度都极小，肝脏在糖转换的工作上就很轻松，因此，它便有时间和余力，去进行其他分解与合成的工作。因为能量的取得总是有保障，所以这类型燃脂体质者的肝脏都能够大胆地进行其他的事情，这些事包括了排毒。这就是为什么平衡型燃脂体质的人，不用去排毒营就能排毒，他们甚至不用等到夜里睡觉就能排毒，他们时时刻刻都能排毒。所以，平衡型燃脂体质的人只要吃到一点垃圾食物，马上就会有症状出现，因为身体时刻都在排毒，不好的立刻分解，马上排出。

蛋白质不过度燃烧，关节不疼痛

人体关节的健康，其实也与能量是否平衡息息相关。不光是上了年纪的人，现代人的饮食因为血糖波动太厉害，许多人都有关节疼痛的问题，痛时就好像四肢都被卡住，想动却动不了，大大影响生活的质量。

我们常以为，关节痛一定是骨头出问题，必须赶快补钙。其实，与骨头和肌肉相关的元素，并非只有钙，它们同时也含有大量的蛋白质。因为蛋白质在身体需要时，也会透过动物淀粉新生作用被烧成能量，因此，在我们的能量调度机制不健康时，身体调度能量原料的来源，就会包含我们的骨头与关节。

骨头与骨头能相连运作，靠的是韧带；而骨头与肌肉能相连运作，靠的则是肌腱。韧带和肌腱的主要成分都是胶原蛋白，胶原蛋白就是蛋白质，它是人体中含量最丰富的一种蛋白质。

蛋白质与糖和脂肪不一样，在平时，它并非我们的主要能量来源。如果会被大量取出燃烧成能量，都是在人体已进入饥荒状态的状况下。饥荒状态时的血糖已进入谷底，这个极低的血糖，必须靠皮质醇才能提起来。但只要皮质醇一出动，就什么东西都可能拿来烧。

亢进型与减退型燃脂体质的人，都有血糖大幅波动的特质，他们的饮食几乎餐餐将血糖高高拉起，再重重摔进谷底。只要血糖一进入谷底，身体就以为饥荒又来了，皮质醇便大量释出。皮质醇的量一泛滥，动物淀粉新生作用就过分加速。这时，韧带与肌腱里的蛋白质，就都被拿来转成糖烧。韧带与肌腱被烧掉的结果，就是没办法好好地让骨头与肌肉待在它该在的位置。就好像绑住木头的绳子松了，木头就开始撞木头、撞墙壁一样。这时，有韧带和肌腱的地方，都成了痛源。

如果是发生在手腕的肌腱，就会有腕管综合征（俗称鼠标手）。如果是发生在下颌韧带，那连打哈欠、大笑、刷牙都会疼痛不已。如果是发生在脚踝处的韧带，那就极易扭伤脚踝。如果发生在足部，则容易形成拇指外翻。如果是骨盆内的韧带出问题，就会出现长短脚，造成脊椎和膝盖受伤、疼痛。各关节处的韧带或肌腱出问题，关节和肌肉就会疼痛，最后形成关节炎。平衡型燃脂体质的人，血糖波动很小，即使吃不到食物，血糖也不会往下降得厉害，而是缓慢地往下降。这时，处理血糖与能量池下降的激素就并非皮质醇，而是胰高血糖素。胰高血糖素一释出，脂肪就会从仓库里拿出来烧，转成糖，让血糖再缓慢回升。如果有向蛋白质调度能量的需求，量也不大，且蛋白质被分解后，也会因为能量池总是不虞匮乏，还可以合成补上。

所以，平衡型燃脂体质的人，韧带与肌腱总是能有效地把骨头与肌肉放在对的位置上，所以，他们很少需要买热敷、冷敷、药敷产品及各式补骨骼、肌肉的营养补充品，他们也不需要一直依赖消炎与止痛药，因为他们没有疼痛问题。总之，想保住自己的关节，要到老都不僵硬不疼痛，猛吞葡萄糖胺用处并不大；最应该做的，是培养平衡型燃脂体质。

10 内分泌不混乱，月经规律，组织不增生

人体的内分泌一乱，真是连专家都会手忙脚乱。人体的内分泌是一张复杂的网络，牵一发而动全身。内分泌系统里的激素之间，有着复杂的关系，真是剪不断、理还乱。内分泌整体网络的运行，靠的是复杂的反馈机制，它是一种循环，也就是激素间你多我少，或是你少我就多的循环刺激关系，所以这个系统对激素的数量是斤斤计较的。此外，内分泌系统对能量供应的多寡，也一样锱铢必较，因为激素本身的合成，以及它所指示身体进行的化学过程，没有一样不需要能量。

内分泌系统运作的原则，是在有限的能量中，保住内分泌系统的整体运作，所以内分泌系统中各腺体与激素的生产情况，都是整体在做决定的。但是，当能量池总是不能稳定供应能量时，内分泌系统也就必须跟着做整体上的调整，如果有一处分解太快，那另一处就必须慢下来。或者，一处合成得快，另一处也必须跟着快点合成，这时，它就必须有所取舍。这样取舍的结果，就会让不该合成的，不停合成；不该分解的，不停分解。

体内形成增生——也就是合成——的主因，是源于“能量不灭，只会被转换”的定律。也就是说，总体的能量就是那么多，它不是被放在这边，就是被放在那边。所以，能量过多，就好像土壤施肥过度那样，使得植株过度生长、杂草丛生，因为过多的能量无处可去。人体内的能量总是过多时，也会有同样的情况产生，身体里也会到处徒长。像在不该长的地方长肌瘤、肿

瘤，子宫肌瘤就是一例。或者能量过多形成合成失调，像月经量太大、太久，像乳房发育太快，像小孩长太高太快，像青春痘长个没完没了。

相反地，若能量总是过少，就会出现分解的问题，像月经不来、迟迟不发育、长不大长不高等。

亢进型与减退型燃脂体质者的体质特征，就是能量池不是过满就是快要干枯，长久下来，内分泌这个对能量池极度敏感的系统，就必须因为要顾及全体开始有所牺牲与调度。因此这两种体质的人，就会出现各种内分泌紊乱的症状。平衡型燃脂体质的人就不同了，他们的能量池总是很稳定地提供内分泌系统运作能量，因为供应均衡，内分泌系统平衡、健康，身体的合成与分解就规律有序，如此一来月经规律，肿瘤也不会随意出现。

11 能量平稳、水分充足，癌细胞无法生长

不管是哪一种治疗领域对癌症的研究，大家都有一个共同的结论，那便是癌细胞喜欢无氧的环境，并且它们的主食是糖。这个理论被称为瓦氏效应，因为当初这些对癌细胞的认识，是由奥托·海因里希·瓦尔堡博士研究发现的。

瓦尔堡是医师与化学双博士，1931年，他因为发现了细胞呼吸的路径而获得诺贝尔奖。他的发现让人们了解癌细胞的能量供给与一般细胞不同，它无法随性使用碳水化合物、脂肪，以及蛋白质氧化过后所生产的能量。癌细胞所使用的能量，只能来自发酵式的无氧呼吸，而无氧呼吸的主要发酵元素就是糖。无氧呼吸时所产生的代谢物是大量的乳酸，所以大家才会说癌细胞喜吃糖，并且它们喜欢酸性的环境。

氧化过后产出的能量，要比无氧情境下生产的能量大19倍，这就表示有氧呼吸比无氧呼吸在制造能量上，效率高出很多。因此，人体正常的细胞都必须要有氧气持续供给，这也就是为什么能量需求比例最高的脑部，只要缺氧3分钟就会死亡。

一般来说，体内会出现无氧的情况，都是特殊状况，比如运动量超过体能负荷量时。这些特殊状况中最常被忽略的就是体内缺水所引起的无氧状态。人体脱水时，血容量会下降，因为血液中有91.4%的成分是水。血容量下降时身体除了会收缩血管因应外，它还会将血管内的闸门关闭，用空间换

取血容量的不足，以保持血液正常运行。这时，闸门后的组织由于没有血液输送氧气，便会缺氧。在缺氧这种恶劣环境下生长的细胞，就很容易演化为以无氧发酵方式取得能量的癌细胞。

就因为如此，癌细胞跟正常细胞最大的差别就是它们取得能量的方式。正常细胞有能力可以依需求利用脂肪、蛋白质、碳水化合物所产生的能量，但是，癌细胞刚开始发展时却只能以无氧的方式发酵糖去取得能量。因此，当一个人不喝水又喜欢高糖饮食的时候，他等于是在为癌细胞温床铺被。

相反地，拥有平衡型燃脂体质的人，能量池不足时可以分解不同元素来填补，各部位在糖烧完后都能立刻转烧脂肪，因此，以糖为主要能量来源的癌细胞，就不适合在这种体质内生长。

不只如此，由于均衡的饮食还需要整日补充水分，因此，组织细胞没有缺氧的顾虑。在这样的环境下，癌细胞不易生存和复制，所以，有平衡型燃脂体质的人，可以因为能量调度灵活，使癌细胞无法获得惯用的能量，而有效预防癌症。

抗氧化物可回收，重金属不残留，老年不失智

抗氧化物质是人体非常重要的营养元素，因为它能够减低自由基对人体的伤害。但抗氧化物其实还有更重要的任务，就是适时排解重金属。

举例来说，人体在排出重金属汞时，需与抗氧化物GSH结合，才能将汞轻易排出体外。但是，这些抗氧化物质在把重金属请出体外后，还需要能量才能被身体回收，继续工作。但是，亢进型与减退型燃脂体质的人，能量池的供给总是不稳定，因此，当能量池快枯竭时，这些抗氧化物就无法被回收，排解重金属的工作就会停滞。

重金属是脂溶性物质，它最爱往有脂肪的地方跑，刚好，我们的脑子是人体内脂肪含量最高的器官，它有60%的脂肪。如果汞在脑子里囤积，累积到一定量的时候就会有剧毒，让神经萎缩、纠结。神经一萎缩、纠结，就容易什么都想不起来，有时连性格都会改变，开始疑神疑鬼，这就是失智症的征兆。所以，在失智症患者的脑子里，神经纠结的情况清晰可见。也就因为如此，失智症现在常常被比喻为脑子的糖尿病，因为它是波动的血糖造成能量不稳定所引起的。

平衡型燃脂体质的人就没有失智症的顾虑。因为平衡型燃脂体质的人都有稳定的能量池，能量持续供给，抗氧化物质可以实时被回收，重金属便不会在体内累积，神经也不会受损。因此，拥有平衡型燃脂体质的人，即使年老，脑子也依旧可以灵活清楚。

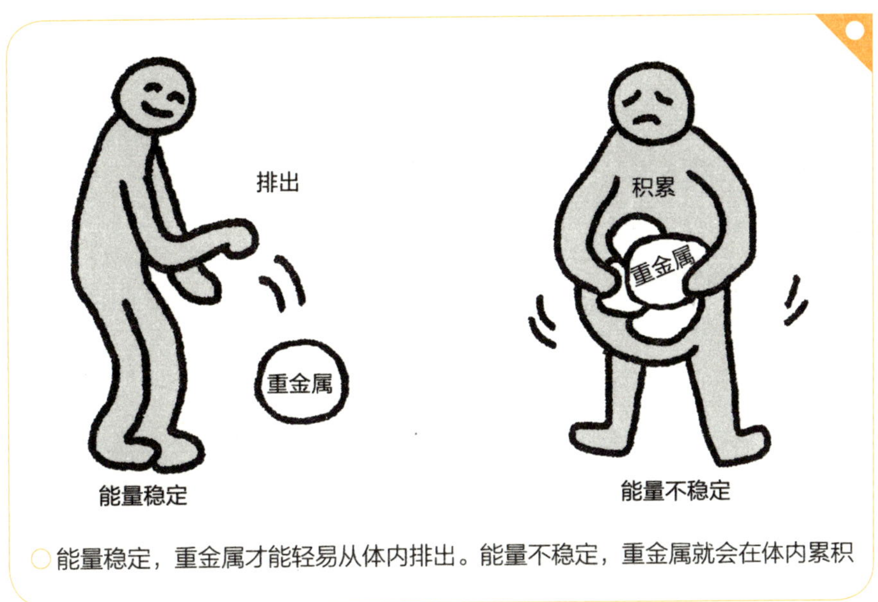

○能量稳定，重金属才能轻易从体内排出。能量不稳定，重金属就会在体内累积

13 能量稳定，不依赖咖啡因、尼古丁

只要一缺乏能量，生命便即刻受到威胁，身体就会感到不舒服。所以，我们就想出了很多方法，在能量池不稳定的时候可以作弊，因为如果缺乏能量，我们就什么都做不了。我们最常借用的作弊工具，就是咖啡因、尼古丁这类刺激物。但是，如果能量池不稳定的根本问题不能解决，作弊久了，工具用惯了，就会对它们产生依赖甚至滥用。

咖啡因与尼古丁这类刺激物，会被用来当作作弊的工具，是因为它们都可以刺激肾上腺释出皮质醇。只要皮质醇一释出，血糖就升高，血糖一升高，能量池就被补充，人就有精神。因此，当亢进型或减退型的人能量池下降时，就会很容易想使用尼古丁或咖啡因来补充能量池。

但这种工具用久了，副作用就会产生，因为每次这些物质进入体内，肾上腺都会被大大地刺激，最后，肾上腺就非常疲倦。疲倦的肾上腺就更提不起血糖，能量池便愈见干枯。这时，如果还要继续用作弊的方式提高能量，工具就只好用得更勤，刺激物不但戒不掉，而且还愈用量愈大，结果就是上瘾。

平衡型燃脂体质的人，能量池不会太满，也总是不虞匮乏，所以，他们并不需要借用咖啡因和尼古丁之类的刺激物来作弊。喝咖啡是享受，抽雪茄是体验，刺激物并非工具，而是平衡型燃脂体质者的玩具。

为什么一戒烟、戒咖啡就胖

很多人不敢戒烟或戒咖啡，因为他们一戒这些刺激物马上就长胖。会有这种情况，是因为这些刺激物刺激的都是肾上腺，当肾上腺伤得比胰脏深时，血糖线常盘旋在平衡线以下。血糖停留在平衡线下时，燃脂的机会比较多，人就比较容易保持体重。这就是为什么，许多卖减重保养品的地方，会要求想要减重的人喝含有咖啡因的茶。但是，当过去靠烟或咖啡维持体重的人一戒咖啡或戒烟时，肾上腺不再被刺激，得以休息，血糖线就会往上移动。此时，如果这个人吃得不均衡，血糖常震荡，那么，已消除疲劳的肾上腺能把血糖抬进平衡线以上的时间就多了，这个人就开始发胖。

所以会一戒烟或咖啡就胖，是因为他们的饮食不均衡，还没有培养好平衡型燃脂体质。如果他们戒烟或咖啡时，也能同时均衡饮食，那么，他们的血糖就是平稳的，也就不会因为戒烟或咖啡而发胖了。

14 身体平衡，情绪稳定

一般人都认定情绪是心理的问题，所以见到有人伤心难过、生气愤怒，我们便直觉地安慰他们，“不难过、不难过”或“不气、不气”。其实，情绪和身体的感觉一样，都是神经系统“制造”出来的，是“生理的问题”。所以，我们的情绪，其实是生理运作中的一员，体内的环境，可以左右你当下的情绪是开心、快乐，还是伤心、忧郁。

人体的神经系统是靠电流在传导信息，而人的内分泌系统是靠化学物质在传导信息，电流与化学物质本应毫不相关，但下丘脑-垂体却为这两者的相连制造了可能。我们的下丘脑-垂体像个转接站，能将电流反应转成化学反应，而化学反应也可以在这里影响电流的运作。这也就是说情绪能影响生理运作；而生理运作也能回头影响情绪，身心其实是不分离的。难怪中国人在形容情绪时会用“血脉贲张”“肝肠寸断”等字眼，因为透过下丘脑-垂体这个转接站，人生气时，真的会影响血压；伤心时，真的会影响消化。相反地，身体的化学环境，也能深深影响我们的心情是快乐还是悲伤。

人体内的化学环境几乎都与能量有关，没有能量，任何化学过程都别想完成。就因为人体的化学环境对能量极度敏感，而化学又可以经下丘脑-垂体这个转接站影响情绪，可以说，我们的情绪对能量池的上下也是极度敏感的。所以在我们血糖降到谷底时，不但会饿得发慌，而且会莫名地大发脾气。

这是因为能量池呈现枯竭状态，压力激素开始作用，压力激素是为与猛兽搏斗、逃跑设计的，因此压力激素一泛滥，就人人看起来都像猛兽。血糖降到谷底时，就会因此而大发脾气。相反地，在能量池太满的时候，人也会莫名地兴奋，过分地乐观。觉得买什么都会赚、开快车不会被撞，冒一大堆不必要的风险。亢进型与减退型燃脂体质的人，能量池不是过满就是快要干枯，因此他们的情绪很不平稳，常常不合宜、不适时地出现，一下暴躁、一下忧郁、一下焦虑，对人际相处有很深的影响。

平衡型燃脂体质的人，能量池总是不多不少。这样的能量池能够确保体内化学环境的平衡，人体所有运作都因能量稳定不匮乏而可以顺畅运作。也因为如此，情绪也能同时得到解放，可以只对应外在环境的刺激，不被体内状况干扰。它在我们遇到困难时，可以伤心、羞耻、挫败；它在我们遇到顺境时，也可以开心、骄傲、愈战愈勇。而且，因为情绪自由稳定，所以情绪表达也从不失控，在处理人际关系时如鱼得水。

燃
脂力 /

Chapter 3

培养平衡型燃脂体质的根治饮食法

重视正确食物组合的根治饮食法

根治饮食就是均衡的饮食。培养平衡型燃脂体质，根治饮食法是强而有力的后盾。

根治饮食法跟其他饮食法最大的不同，是在于它强调的并不是单项食物的营养，而是正确食物组合的重要。因为不管我们吃得再营养，只要食物组合是错误的，它对身体依旧会造成无穷的伤害。

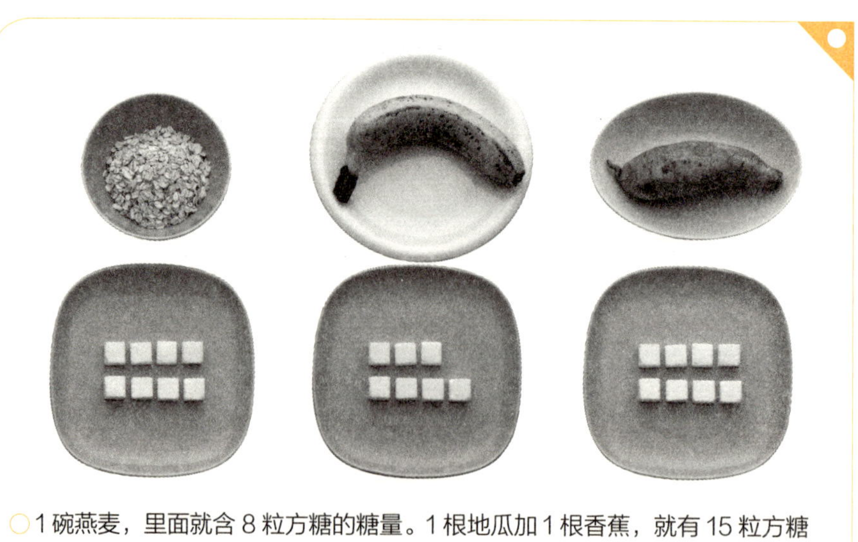

1 碗燕麦，里面就含 8 粒方糖的糖量。1 根地瓜加 1 根香蕉，就有 15 粒方糖的糖量。这样一餐就超过 23 粒方糖的量为什么食物组合这么重要？举一个在台湾最常见的早餐范例就可以知道。

台湾人常吃燕麦当早餐，燕麦高纤且营养，但是它却含有60%的淀粉。照片中所拍摄的这碗燕麦含糖量，就有八粒方糖之多。如果单吃这碗燕麦，没有脂肪和蛋白质减缓这些糖分解的速度，血糖就会被冲击。有时我们想吃得更营养、更健康，再加上一个照片中大小的中型地瓜（含8粒方糖的糖量）和一根照片中大小的香蕉（含7粒方糖的糖量），这样一整餐的糖总量就会超过23粒方糖。我们都知道糖吃多了不好，因为它会震荡血糖，久了就会伤害脏器，破坏我们天生的平衡型燃脂体质，引来众多的慢性病。但是，因为我们不了解食物里的糖分含量多少，食物组合总是搭配错误，虽然各项食物都是营养丰富的，但是，因为它的组合是错误的，最终还是伤害了健康。

血糖平衡，是健康的根源。根治饮食法是最能确保血糖平稳的饮食方法，最主要的原因是它有正确的食物组合概念。比如，根治饮食法中如果出现燕麦，它一定建议跟着一些肉、一些青菜一起吃，而且燕麦不会超过整餐总量的20%。这样一来，肉里的蛋白质和脂肪，便能有效减缓燕麦里糖分解的速度。这样的食物组合，可让血糖上升缓慢，平稳供给能量，每吃一次，食物组合对一次，就往平衡型燃脂体质更迈进一步。

因为血糖平衡，获得平衡型燃脂体质后，身体就能有效调整体内的能量调度机制，也因此能带动脂肪重组、雕塑身材，让身材愈来愈有型。

身体是需要训练的，实施根治饮食法一阵子后，体内能量的使用就会愈来愈有效率，不会走回头路，所以，根治饮食跟一般饮食不同的是，它没有复胖的顾虑。

此外，根治之所以称之为根治，是因为血糖、能量、水量平稳后，人体养分的供给，废物的排出也都会非常顺畅，提供给各处细胞的生长环境就会是最好的。这样的结果，就是慢性病不容易上身，而且注意力集中，更有精神，更年轻。而已经有了慢性疾病的人，根治饮食提供的是让身体修复的能量与契机，可以打断身体的恶性循环，导向健康。

在我设计的这套根治饮食法里面，包括了五大部分，第一部分是正确的食物组合、进食顺序，以这种方式进食可以确保不冲击血糖。同时并提供了正确检测血糖，和使用升糖指数及平衡血糖指数的方法。这些方法都可以让你检测自己独特的状况，量身打造出最适合自己的饮食方式。第二部分是正确的饮水方式。保持能量稳定，要有正确的饮水方式来支持。第三部分是告诉你如何有策略地运动，盲目地疯狂运动并不会让你瘦，还可能让你更胖。第四部分是告诉你在血糖平衡后，如何适当进行断食。断食不是人人可以实行，不当的断食会让血糖严重震荡，不利培养平衡型燃脂体质。第五部分是告诉你如何避免情绪性饮食，避免因压力影响体内的生理化学。而且只要注意蛋白质提供方式的替换，这五大部分的核心精神，即使对素食者也相当适用。

我将这五大核心部分，规划成根治饮食的五大步骤，只要遵循这五个步骤，就能培养出平衡型燃脂体质，并借由恰当的食量与适当的运动，为身体创造那些“需要”燃脂的时刻，为身体建立最佳的燃脂环境。这样不但能烧出好身材，更是各类慢性病病患的救生圈，能够帮助身体扭转逆势，更能烧出永久的健康。

根治饮食第一步：一份菜、一份肉、淀粉不超过20%

平衡型燃脂体质的基础，是建立在平稳的血糖上的。想要有平稳的血糖，第一步就是要注意食物的组合与搭配。如果我们的每一餐，都有一份菜、有一份肉，若有淀粉，不超过总量的20%，这样的食物组合，就不会冲击血糖。只要依照这个比例，分量可以依个人活动量与个别需求加大或减少。比例不变，就不会有冲击血糖的顾虑。

只要血糖不一下太高、一下太低，能量供给就能平稳。能量供给一平稳，身体就有本钱该燃脂的燃脂，该存脂的存脂。太胖的会瘦，太瘦的会胖。

根治饮食这样做

❶ 注意不同含油比例食材的搭配方式

即使餐餐都有菜、有肉、有淀粉，但因为各种食材脂肪及蛋白质的含量不同，且烹调方式也会有所影响，所以根据主菜是肥肉、瘦肉，要注意不同的搭配方式，才不会冲击血糖。

- 是肥肉，可搭配调理清淡的青菜（如沙拉、烫青菜等）+20%淀粉
- 是肥肉，可搭配用好油炒的青菜（如猪油炒青菜）+20%淀粉

- 是瘦肉，可搭配用好油炒的青菜＋20%淀粉
- 是瘦肉，若搭配清淡的青菜，需另搭配脂肪类高的食品（如牛油果或鸡蛋）＋20%淀粉
- 是瘦肉，可搭配清淡的青菜＋20%用油炒或拌的淀粉
- 是瘦肉，可搭配清淡青菜，“不搭配”淀粉

这些食物组合方式，都没有冲击血糖的顾虑。

均衡饮食中，三大营养元素必须均衡，因此，不只要注意蛋白质、碳水化合物，脂肪的摄取量也要包括在食物组合中一起考虑。所以，如果这一餐的肉已有油，那其他搭配的食物就不一定要有油。但是如果肉类的脂肪含量不高，那在搭配食物时，其他食物脂肪含量就要高一些，如牛油果、坚果、蛋等。或者搭配的是本身不含油的蔬菜，那么烹调时就要加油去做。和食物一起摄取的脂肪，最有平衡血糖的能力，所以它最易饱，也最抗饿。有时，我们的身体不缺乏脂肪，会想念清淡饮食，可能选择吃瘦肉、蔬菜也不用油烹调，那么，只要这餐避免吃会化成糖的淀粉，血糖依旧没有波动的顾虑。

素食的食物组合原则与杂食（荤食）者相同，就是要注意食材搭配组合不会冲击血糖。比如，已经以高淀粉含量的豆类作为一餐的主要蛋白质来源，那么一起搭配的食材就不应该再含高量淀粉，如豆类就不适合配着米一起吃。不只如此，如果素食者这餐主要蛋白质来源不含脂肪，那么在烹调时就不要忘记用多一点油去做。但是，如果这一餐的主要蛋白质来源是蛋、坚果等能平衡血糖的食材，且不含高淀粉，那就可以再搭配一些含淀粉的米、豆、根茎类蔬菜等食物。

❷ 进食时先吃肉

糖、蛋白质和脂肪震荡血糖的能力不同，如果我们进食时一坐下来就先吃饭，饭里含糖高，且没有足够的蛋白质和脂肪帮忙减缓糖分解的速度，因

为身体的运动原则是“实时分解”的，也就是先进的先消化，所以血糖会迅速被提升，造成波动。如果我们一开始就先夹肉，那么肉里的脂肪和蛋白质，就能有效减缓淀粉中的糖分分解。如此一来，血糖容易平稳、能量也不会过多或匮乏。并且先吃肉有助刺激胃酸分泌，帮助消化。所以，吃一口饭再吃一口肉，跟吃一口肉再吃一口饭，在协助身体有效调度能量这件事情上，是有很大的差别的。

吃了一口肉后，接下来就随意夹什么都可以，只要最后食物组合里的比例是对的，都不会有震荡血糖的危险。如果吃西餐时，面包先上桌，不要忘记向服务生多要一点奶油或橄榄油。

如果淀粉类先入口，一定要搭配脂肪，且不可过量。之后正餐上桌时，第一口再吃肉即可。

③ 需要时可检测自己的血糖

一般体检所验的清晨空腹血糖，看不出血糖与食物之间的关系。想知道怎么吃最适合自己，一定要学会正确量血糖的方法，这样才可以知道如何搭配食物，自由取舍。

正确量血糖的方法是餐后每一小时量一次血糖。这样就能清楚看出血糖的波动幅度。如果最高的血糖值减最低的血糖值振幅大于2.22～2.77mmol/L（40～50mg/dl），那么这一餐的糖分依旧过高。

例一： A餐／麻油拌青菜、蒸鱼、20%米粉

餐后每小时量一次血糖的记录如下：

餐后1小时8.16mmol/L（155mg/dl）

餐后2小时6.88mmol/L（124mg/dl）

餐后3小时5.33mmol/L（96mg/dl）

餐后4小时4.72mmol/L（85mg/dl）

画成图后，血糖图为下：

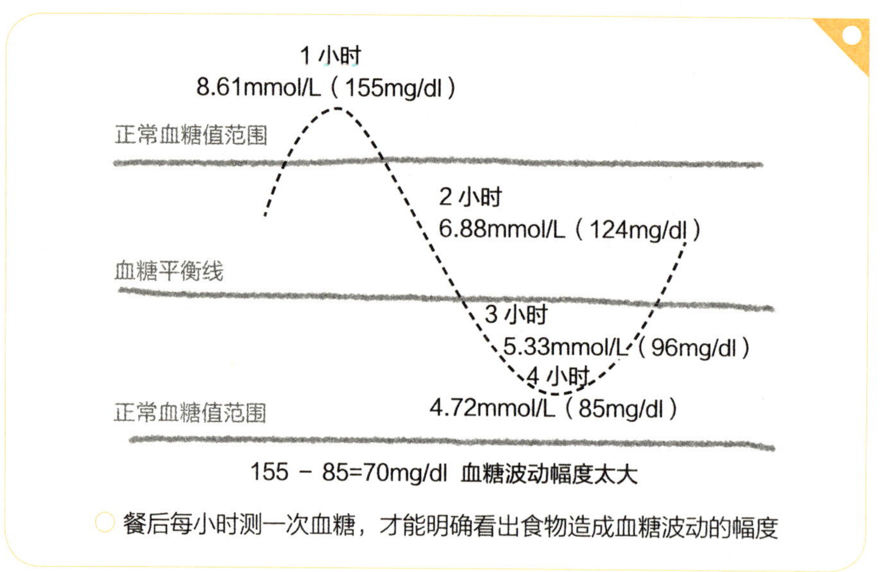

餐后每小时测一次血糖，才能明确看出食物造成血糖波动的幅度

最高减最低的血糖记录是8.61-4.72=3.89mmol/L（155－85＝70mg/dl），那么这个幅度就太大了，我们就知道这一餐的米粉吃太多了。或者，这一餐里没有足够的脂肪，下次再配米粉时，可能就必须搭配猪油炒青菜，或把蒸鱼换成五花肉，因为饱和脂肪和不饱和脂肪，平衡血糖的能力也是不同的。猪油和五花肉里的高饱和脂肪，可以比较有能力减缓米粉化成糖的速度，避免血糖波动。

每个人身体状况不同，若想进一步了解不同的淀粉对自己血糖的影响，我们还可以再以同样的配菜，但不同的淀粉，进行不同的实验，依旧餐后每小时测量一次血糖。

例二：B餐／麻油拌青菜、蒸鱼、20%面

餐后每小时量一次血糖的记录如下：

餐后1小时6.83mmol/L（123mg/dl）

餐后2小时6.11mmol/L（110mg/dl）

餐后3小时5.55mmol/L（100mg/dl）

餐后4小时5.27mmol/L（95mg/dl）

最高减最低的血糖记录是6.83-5.27=1.56mmol/L（123－95＝28mg/dl）。因此，从A餐与B餐的血糖波动记录中，便能得知，同样是淀粉，米粉与白面，也就是米类的精制淀粉和麦类的精制淀粉，对自己的血糖，其实有不同的影响。

了解餐后血糖波动幅度，能让我们更了解适合自己的食物组合。

美国糖尿病协会将正常血糖标准分为空腹与餐后两种。他们认为餐前空腹血糖正常范围应保持在3.88～7.22mmol/L（70～130mg/dl），而餐后血糖最好保持在10mmol/L（180mg/dl）以下。表1即是ADA所印制的血糖记录图：

表 1　美国糖尿病协会血糖记录图

美国糖尿病协会的 目标血糖	我的一般 血糖范围	我的目标 血糖范围
餐前血糖： 3.88~7.22mmol/L （70~130mg/dl）	______ ~ ______	______ ~ ______
开始一餐后的 2 小时： 低于 10mmol/L（180mg/dl）	______ ~ ______	低于______

我认为，用餐后血糖的最上限10（180）去减餐后空腹血糖正常范围的最上限7.22（130），10-7.22=2.78mmol/L（180－130＝50mg/dl），幅度都

已经达到2.78（50）了，这样的幅度，真的太大了。由我门诊的经验得知，血糖波动幅度超过2.22～2.77mmol/L（40～50mg/dl），一般血糖是长期平稳的人，多数都马上会有症状，比如打瞌睡，一下太兴奋、一下没精神、头晕、心悸，讲不出来的不舒服。这样的波动幅度会使得这人到下一餐前，有冒汗、心悸、手抖、头晕、心慌等症状。而长期高糖饮食的人却没有这些症状，因为他们的身体已经习惯了血糖的大幅波动。

且只在餐后2小时测血糖，常常当时血糖刚好掉到正常值范围内，这样单点测，无法得知血糖波动幅度。因此，现在ADA所订的这些标准，无法预防胰腺受伤，测试者以为自己的血糖正常，却不知道自己这样吃，会造成血糖波动。这些检测方法与标准的缺陷，不但无法预防糖尿病，最终还可能造成糖尿病。

每个人因为腺体的健康状况不同，血糖平衡线的位置也会不同，而当腺体因为饮食均衡得以休息与修复后，平衡线的位置也会因而移动。腺体健康的一般人，餐后血糖的波动幅度（最高点－最低点＝波动幅度）应该不超过2.22～2.77mmol/L（40～50mg/dl）。只有波动幅度在这个范围内，饮食才能称得上均衡，也才可能预防糖尿病。

4 正确使用升糖指数

升糖指数是人设计出来的指数，简单地说，这个指数是用来辨认碳水化合物中糖分解的速度。糖分解速度愈快的，升糖的速度也就愈快，升糖指数就愈高。例如，糙米饭的升糖指数是55、地瓜是46、白面包是100。100是升糖指数中最高的指数。所以，白面包中的糖比糙米饭与地瓜的糖分解的速度要快许多。

但是，如果我们觉得因为地瓜糖分解的速度慢，升糖指数低，所以我们可以大量吃，那就大错特错了！因为升糖指数指的是各食物之间糖分解速度的比较，但它却不代表食物中糖分的多寡。所以，糙米饭升糖指数55、地瓜

46、白面包100，并不表示白面包的含糖量是100％、糙米饭是55％、地瓜是46％。其实，糙米饭的淀粉含量是72％，100克的糙米饭含糖量相当于18颗的方糖，它的糖分含量也是极高的。

所有标示有升糖指数的食物，都会消化成糖，因此，单独吃，不搭配脂肪与蛋白质，它们每一样都会冲击血糖。不只如此，我们也并不了解，不同升糖指数的食物搭配在一起，会有什么样的相乘效应。比如，地瓜和糙米饭一起吃，升糖指数是不是可能会飙到99？

因此，要使用升糖指数就一定要认清，不管这项食物的升糖指数有多么低，只要是有升糖指数的食物，单独摄取，都会冲击血糖。所以，搭配食物时一定要与蛋白质和脂肪平衡摄取，只是，在选择与搭配食物时，它不失为一个好工具。

例如，地瓜的升糖指数是46，由于它升糖指数不高，所以少量地瓜应该可以配瘦肉吃。但白面包因为升糖指数为100，只搭配瘦肉，可能依旧无法减缓它糖分分解的速度，所以，在吃白面包时，就一定要加奶油或搭配肥肉一起吃，才不冲击血糖。

不过要注意的是，吃肥肉和吃瘦肉的量会有不同。因为肥肉里饱和脂肪高，所以它应该比较容易饱，所以，跟瘦肉相对比起来，吃的量会较少。但很多人吃饭很快，三五口就吞咽完毕，根本没时间让身体感受到饱。所以，如果这餐吃的是肥肉也依旧是吃自己习惯的量，很容易就会因过量而胖。因此，吃饭时一定要记得一口咬20～30下，如此一来，身体才有时间告诉你，什么时候快饱了，我们才不容易因为吃撑而过量。

5 使用平衡血糖指数选择食物组合

跟升糖指数相反的，我称之为平衡血糖指数，属于这类指数中的营养元素，就是那些会平衡血糖的蛋白质和脂肪，它们可以有效延迟食物中糖分分解与进入血液的速度。

与各类碳水化合物都有不同的升糖指数一样，不同种类的蛋白质和脂肪，也有不同的平衡血糖指数。不同种类的蛋白质和脂肪会有不同的平衡指数，是因为它们减缓糖分分解速度的能力不同。一般来说，减缓糖分分解速度的能力，是来自于脂肪的饱和程度，以及蛋白质所需的消化时间。愈饱和的，平衡血糖的能力愈高，所以愈饱和的食物，我们吃了就愈容易饱。饱和脂肪的名字，就是来自于它让人饱的能力。所以，饱和脂肪有最高的平衡血糖指数，单元和多元不饱和脂肪的平衡血糖指数比起饱和脂肪，略逊一筹。

含饱和脂肪多的动物性蛋白质，有最高的平衡血糖指数。例如带着皮的肥肉，因为它平衡血糖指数高，所以只要吃几口就饱了。接下来是没有脂肪的瘦肉，平衡血糖的能力仅次于带皮的肥肉。植物性蛋白质的平衡血糖指数远不如动物性蛋白质的原因有两个：第一个是因为植物性蛋白质的脂肪多是单元或多元不饱和脂肪，而且它们的脂肪含量通常不高；第二个是因为植物性蛋白质多半伴随着大量淀粉，比如黄豆中有40%的蛋白质，但却也同时含有24.6%的淀粉。只要是淀粉，就有升糖指数，如此一来，就抵消掉了植物性蛋白质中的平衡血糖能力。

表2是我设定的各类脂肪与蛋白质平衡血糖指数。

表 2　平衡血糖指数（指数越高的越容易平衡血糖）

种类	举例	平衡血糖指数
带皮带油的肉及内脏	五花肉、牛舌	100
饱和脂肪高的脂肪	猪油、奶油、椰油	90
带皮的瘦肉、少油的蛋	鸡胸肉、蛋	80~90
非饱和脂肪高的脂肪	橄榄油、麻油、牛油果油	80
不带皮有油的肉	火锅肉、肥绞肉	70
不带皮的瘦肉	里脊肉、瘦绞肉	60

续表

种类	举例	平衡血糖指数
含脂肪的植物性蛋白质及奶制品	花生、杏仁、牛油果、奶酪	50
含油的椰子类产品及奶制品	椰奶、全脂奶	40
加工动物性蛋白质（多含大量淀粉）	快餐的汉堡肉、香肠、丸子、肉松、加工火腿肉	30
高蛋白质豆类产品（多不含脂肪）	豆腐、素鸡	30
加工植物性蛋白质（缺乏脂肪，多含果糖）	蛋白粉	20

灵活运用碳水化合物的升糖指数，再搭配平衡血糖指数，食物组合就不会搭配错。例如，白面包升糖指数为100，要与一个升糖指数如此高的食物抗衡，最好选择一个平衡血糖指数高的食物，如平衡血糖指数为100的五花肉等。

很多人以为升糖指数只要愈低，就可以吃得愈多，这是错误的观念。任何东西吃太多，都对身体有害无益。同样的道理，平衡血糖指数也一样，脂肪的平衡血糖指数高，不代表我们应直接喝油或吃油。这样单独吃油，对身体也绝对没有好处，只有伤害。所有好的食物，都应该要搭配着一起吃，这样，血糖和燃脂体质也才可能平稳，也才可能有最佳的环境吸收营养元素。此外，因为平衡型燃脂体质的基础，是建立在吃好油上的，因此，吃对油、用对油很重要。

做菜用的油对不对，只要检测抽油烟机能不能用热抹布一擦就掉，便可以知道。如果你的抽油烟机要刷才能干净，那就是用错油了。用错油时，胆的内部就会像抽油烟机上的黏稠物一样。胆一不通，制造胆汁的肝脏就塞车。肝一塞车，要培养平衡型燃脂体质，就完全无望。

6 戒糖期间搭配大蒜丸、牛至丸

许多人没办法控制自己想吃面包、饭面、水果的欲望，那不是因为他们意志力薄弱，而是他们想吃什么是被肠道中的坏菌指使。坏肠菌会不停向人要糖吃。

我们的肠道中寄生着2～3千克的肠菌。好的肠菌吃纤维，代谢出好的维生素，如维生素B与维生素K。坏的肠菌则喜欢吃糖，代谢出的东西会危害人体。所以，如果我们的饮食长期充斥高糖食物时，肠菌就必定失去平衡，当坏菌繁殖过度时，就会不停地向人要求它的主食，那就是糖。这就是为什么很多人一遇到面包、蛋糕、饭面、水果等这些高糖的食物，就无法拒绝。

偏偏，想培养平衡型燃脂体质，一定要靠适量均衡地摄取糖分才可能办到，如果我们的意志力被坏肠菌挟持，培养平衡型燃脂体质的路就会困难重重。这时，大蒜丸和牛至丸便可作为肠道已有大量坏菌的人的定心丸。大蒜丸和牛至丸可以在肠道中制造出坏菌不喜爱的环境，能有效控制坏菌生长。这就是为什么，饮食中含有大量淀粉的东北人，都有生吃大葱与大蒜的习惯。

在饮食调整过程中，如果发现自己很难在每一餐把淀粉压在20%以下，那么随餐吞食适量的大蒜丸或牛至丸，即可有效抑制肠坏菌生长。肠坏菌生长受到抑制，就不会一直在肠道里向你要糖，你也就能轻松地控制自己糖分摄取的量。

吃油不减淀粉的后果

很多人吸收新知识都有选择性记忆，也就是说，我们都只记得自己爱的，自己想记的。就因为这样，许多人常常都说，根治饮食，就是可以吃大肉大油的饮食，但是，他们却不记得，根治饮食强调的是均衡，也就是不但要吃肉，青菜也要加，而且淀粉也要减。选择性记忆会让很多人在饮食里加了肉、加了油，却没减淀粉和糖分，其实，加油不减糖，会有很可怕的后果。

我们吃多了淀粉时，糖上升，血液变酸，身体来不及缓冲，血管便被酸血灼伤，这时，血管壁就发炎，胆固醇就被召来修复。胆固醇的原料是脂肪，久了，心血管就会被堵塞。这就是为什么医界总是要大家少吃胆固醇、少吃油。其实，胆固醇并不是放火的，它是救火的。所以，真正要避免心血管的伤害，应该是减少淀粉，而不是将脂肪和胆固醇这样重要的营养元素赶尽杀绝。但是，很多人进行根治饮食法时却不记得减淀粉的重要性，只记得脂肪和胆固醇可以安心吃了。结果因为淀粉没减量，所以心血管依旧被酸血腐蚀而受伤；但是，他吃的油也很够，所以胆固醇的合成也很足量。就这样，他又有伤处，又有修复的原料，胆固醇一层一层往伤处上修补，就形成了心血管堵塞，必须进医院装支架。

所以，吃油不减淀粉的后果就是心血管堵塞。这就是为什么根治饮食要再次强调均衡的重要性，那就是有油有肉，一定不要忘了减淀粉和糖的摄取量。一份肉、一份青菜、淀粉不超过20%，中庸才是正道，均衡就是美。如果上面所提许许多多的叮咛都不记得，那就记得，加了油就要减糖，才不会有心血管堵塞的危险！

低血糖的人不能用糖提升血糖

许多人有低血糖的症状，为了提升血糖，所以大量吃糖，无论是小餐

包、糖果、果汁、面饭、水果，什么化成糖的速度快，就吃什么，因为只有这样吃，才能把盘旋在谷底的血糖提起来，远离昏迷，觉得舒服，有精神做事。

但这个方法大错特错！因为，吃高糖食物，只能短暂提起血糖，过了不久又会重重降下。这说明了，低血糖原本就是吃太多糖吃出来的。糖吃太多，血糖不停波动，它掉下来时伤到肾上腺，肾上腺伤得太深，最后血糖就会提不起来，这个人的血糖平衡线就随着肾上腺受伤的程度往下修。高血糖的人则正好相反，他们的平衡线是跟着胰脏受伤的程度往上修。血糖平衡线最会落后在哪里，就看一个人胰脏和肾上腺的受伤程度了。

所以，一个肾上腺比胰脏伤得重的人，血糖平衡线可能会下降到3.05mmol/L（55mg/dl）。因为血糖很低，所以常会觉得精神不济、精力不足。既然血糖太低，为了要让血糖值漂亮些，就吃高糖食物提升血糖。

一吃完血糖就推高到近百，人比较有精神，指数也变漂亮了。但是，因为他没有同时摄取能平衡血糖的食物，因此代价就是血糖从5.55mmol/L（100mg/dl）以上，没多久又掉回了3.05mmol/L（55mg/dl）。血糖大幅地上上下下，落下来时，肾上腺就像被人用棒球棍打了一顿，伤得更重了。

我们可以看得出来，因为低血糖的人血糖平衡线都盘旋在很低的地方，所以它再往下掉的空间很小，对他们来说，指数只要有一点上下，就已经冲击到血糖了。

例如，一个人的血糖平时都维持在3.05mmol/L（55mg/dl）左右。他吃了含淀粉量较高的一餐后，血糖先升到3.5mmol/L（63mg/dl）之后再掉到2.72mmol/L（49mg/dl）。一般来说，餐后血糖振幅是0.78mmol/L（14mg/dl），是很标准的，不算震荡。一般人的血糖震荡时大概都超过

2.22mmol/L（40mg/dl）。但是，如果我们用一般的振幅标准2.22mmol/L（40mg/dl）来检视，血糖平衡值3.05mmol/L（55mg/dl）减去一般人的血糖震荡值2.22mmol/L（40mg/dl）等于0.83mmol/L（15mg/dl），如果这个人的血糖真的下降到0.83mmol/L（15mg/dl），就已经昏迷，有生命危险了。所以，如果一个人的平衡血糖线到这么低，他的振幅就会同时被压缩。像上述这个人，他的血糖只要超过0.28mmol/L（5mg/dl），就算已经出现震荡了。所以说，低血糖的人在吃东西时，要力求血糖尽量不出现波动幅度。如果他们吃一餐有油有肉有菜的组合，会化成糖的食物量很少，那么他们的血糖仅有微小荡幅。只有这样均衡吃，肾上腺才有喘息的机会，待肾上腺慢慢复原了，这个人的血糖平衡线才可能慢慢上修。也就是说，低血糖的人因为能量池一直是处于匮乏的状态，身体不管烧什么，都来不及补足。要让这个池子的底部能往上调，不让它永远像个无底洞填不满，那只有均衡饮食才做得到。低血糖的人必须要均衡饮食，才不会永远活在生死边缘。所以，低血糖的人其实最不能碰糖，低血糖的人饮食要比其他人更均衡才可以，因为他们已经没有任何可以让血糖波动的空间了。

根治饮食第二步：整天补充水分

水是人体中最多也是最重要的成分，它的功用数之不尽，想要培养平衡型燃脂体质，更是缺它不可。水会跟燃脂这事有关，是因为人在使用体内能量时，是要靠水把串联起来的化学物质做切割，再将蕴藏在其中的能量释出，如此一来，我们才能利用。因此，不喝水的人，根本没有培养平衡型燃脂体质的本钱。

不喝水，就好像发电厂其实是运行正常的，但是输送电流的线却被剪断了一样。这样，就算能量池再满，身体也用不到这些能量。身体用不到能量，就会认为一定是能量不足，因此就会一直控制你的食欲，要求更大量的食物。可是，能量池明明就是够的，若再加上更大量的食物，让能量一直不停地溢出来，溢出来的能量，就会被打包成脂肪，存在肚子和大腿上。

所以，脱水的人会有食量的问题，而且不管胖瘦，肚子和大腿的肉都会比较多。因为，就算能量被制造出来了，没有水，身体各处都无法用到能量池里的能量，只好一直向外要，结果就是愈吃愈多。由于食欲失控，所以抓什么来吃自己无法掌控，常常是入口即错。

由此可见，勤喝水，是多么重要。每个人每天所需的水量都不同，以下是计算各人水量的公式：

体重（千克）×33 = 水量（毫升）

喝水的原则是小口小口喝，整天补水。就跟餐餐均衡的道理一样，必须这么做是因为身体不是仓库，它的运行是实时的。因此一口气把一天所需的水全部喝完，就跟在一餐里把三餐的分量一次吃完是一样的。想要水分能够适时补充，却又不过量，就要小口小口地喝，整天补水。整天持续补水，能够确保身体整天都能有效利用到能量池中的能量。

根治饮食这样做

❶ 随身带水壶

因为长期脱水的人已经失去口渴的警讯，所以脱水的人，其实不会感到口渴。这时，要确保自己的水喝得足量，就必须很有意识地自我提醒。随身带水壶，就能够随时提醒自己喝水，也能让水量的计算有依据。比如，一个水壶能装500毫升，今天喝了4壶，就知道今天喝足了2000毫升。

当我们不再脱水时，口渴的警讯就会自动回来了，因此，刚开始增加水分的摄取量时，常有人抱怨愈喝愈渴。其实，那就是口渴警讯已经回来的征兆。当已经开始有口渴的警讯时，就不需要再监控、计算喝水量了，因为只要有口渴警讯，有需要时，身体自动会提醒你去找水喝。

❷ 养成检查尿液颜色的好习惯

要怎么知道自己水已经喝够了并不困难，只要检查尿液的颜色就可以知道。我们不脱水时，尿液应是从很浅的黄到接近无色；轻微脱水时，尿液是深黄色的；严重脱水时，尿液是橘色的。

❸ 要知道水是生来不平等的

水在身体中可以做那么多事，是因为它承载了丰富的矿物质。水分中的矿物质是来自它冲刷路过之处的矿石。因此，最好的水，是没有经过污染的山泉水。

台湾地区的自来水，在过滤消毒时，矿物质的成分并没有被改变。但是，使用逆渗透过滤器、安装软水装置、购买蒸馏水的人，是无法从水中摄取到这些矿物质的。因此，把矿物质放回去，就变得很重要。把矿物质放回去有两种方法：

（1）在水里添加天然盐：基本上1000毫升的水只需要添加四分之一茶匙的天然盐就足够了。

（2）在水瓶里添加麦饭石，或溪水里的石头。

某些地区的欧洲人喜爱把水放进有溪石的瓶子里，就是因为水冲刷石头，能取得丰富的矿物质。除了溪水里的石头外，各类麦饭石的产品，也有效方便。

4 认识脱水饮料

很多人常把茶、咖啡、酒等饮料当水喝，其实，茶和咖啡并不是水，它们都是脱水饮料。茶和咖啡被视为是脱水饮料，是因为它们都含有咖啡因，而咖啡因能利尿。喝一杯咖啡，身体就会流失一杯半的水。而酒精可以直接把调度水分的激素关闭，让水分进不了血管。因此，饮用脱水饮料时，注意自己的摄取量，否则它不但会让你脱水，咖啡因还会刺激肾上腺，让压力激素泛滥，把体内能量调度机制整个打乱。

根治饮食第三步：快慢交替运动

根治饮食法中的前两个步骤，是为培养平衡型燃脂体质奠定基础。接下来这一步的快慢交替运动，目标则是在调整新陈代谢。对于运动，大部分的人都觉得，运动做得愈多愈好，愈激烈效果愈大，这些，都是过时且错误的观念。如果运动错误，原本亢进型燃脂体质的人，体内脂肪反而会烧得更快更猛，而原本是减退型燃脂体质的人，脂肪会愈烧愈少。想加速培养平衡型燃脂体质，快慢交替运动，才是正确的运动方法。

照理说，我们只要能增加肌肉的活动量，当血液中的自由脂肪酸量一降低，身体就会把储存的脂肪拿出来烧。可是，在现代不是黑就是白的两极化思想文化中，“增加肌肉活动量”就被解释成了“运动做愈多愈好”，结果各种激烈的运动方式就如雨后春笋一般兴起。问题是，激烈运动或运动过度，对身体的影响就和在一餐里把三餐的食物都吃完，或一口气把一天的水量都喝完一样，非但没有好处，而且只有坏处。

我们激烈运动或运动过度时，身体会出现两种反应，一种是“搏斗、逃跑”效应，一种是“组织缺氧”效应。

例如“飞轮”这类的剧烈运动，前几分钟的运动还算缓和，等到身体意识到人体对能量的需求不但剧烈且快速，而且它还停不下来，这时身体便进入生存状态，这就是所谓的“搏斗、逃跑”效应。因为身体以为在追你的这只老虎，不愿意放过你，所以你需要的便不只是搏斗时所需要的爆发力，也

需要逃跑时所需要的耐力。当我们处于搏斗、逃跑状态时，能量调度便转交由肾上腺处理。

肾上腺会释出皮质醇，皮质醇这种压力激素，可以不理会血糖所处的位置，继续将它提升，让血液里的糖迅速进入肌肉，烧得又快又猛，以备万一需要用到爆发力。皮质醇的量只要一泛滥，动物淀粉新生作用就不会只动用到脂肪，它也会同时开始取用蛋白质。所以，亢进型燃脂体质的人使用这种方法运动，在燃脂的同时，也会开始流失肌肉。因此，本来就很瘦的人就会觉得："我怎么愈动愈没肌肉？"又因为皮质醇除了要照顾到爆发力，它也必须要照顾到耐力，因此它一多，脂肪的合成也会加速。所以，一个原本就有减退型燃脂体质的人用这种方法运动，血糖一提升，能量池过满，脂肪也是愈存愈多。这个本来就很胖的人就会觉得自己愈动愈胖。

如果我们平时没有渐进式地训练身体，只要一大量运动，最后一定会上气不接下气。会这样，是因为运动量一大，氧气与红细胞的结合就会下降，身体组织就会开始缺氧。问题是，三大营养元素要被烧成能量，都必须先被氧化，也就是，燃烧三大营养元素都需要氧气。如果氧气不足，能量供给就必须在无氧的情况下进行。

在无氧的情况下，大部分能量会从碳水化合物中取得，但是它却非常没有效率，因为无氧情况下烧出的碳水化合物，比有氧情况下烧出的碳水化合物，能量少了19倍之多，在这个过程中，它代谢的是乳酸。这同时，如果身体想燃烧脂肪提供酮体作为能量，也会由于氧化不全，很容易就造成酮症酸中毒的现象。这就是为什么，没经过渐进训练就突然大量运动的人，结果一定是全身酸痛。因为无氧状况下转化能量，会造成酸的大量累积，来不及排出，形成酸痛。这下子不但燃脂不成，还造成一大堆对身体的损害。

因此，想要尽快达到平衡型燃脂体质，正确的运动方式应是快慢交替运动。

根治饮食这样做

1 快慢交替运动的方法

所谓快慢交替运动，指的是快速有氧运动及温和运动交替进行。快速有氧运动，可以增加心跳速度，训练心肌强度；温和运动，可以减缓心跳的速度。运动快慢交替进行，身体不容易产生搏斗、逃跑效应。快慢交替运动可以是下面这几项：

- 一分钟快跑、一分钟慢走
- 一分钟跳跃、一分钟伸展
- 一分钟跳绳、一分钟慢走
- 一分钟快游、一分钟水中漫步
- 一分钟快骑、一分钟慢骑（自行车）

刚开始运动时，总运动量不要超过15分钟，否则易造成组织缺氧效应。但是，只要过了一阵子，发现自己快速运动时不那么上气不接下气之后，便可以开始加量，但依然要保持快慢交替运动，如：

- 两分钟快跑、两分钟慢走
- 两分钟跳跃、两分钟伸展
- 两分钟跳绳、两分钟慢走
- 两分钟快游、两分钟水中漫步
- 两分钟快骑、两分钟慢骑（自行车）

以此类推，慢慢往上加。记着，若想拥有平衡型燃脂体质，做什么都不能走火入魔，均衡最重要。需要多少运动，得看个人的时间与需求，最重要的是自己的感觉。如果运动量刚好，应该会感到全身舒畅，全身活动都朝正向发展。如果快慢运动量抓得对，原本新陈代谢太慢的人，会开始加速，这个人就会开始瘦得比较快。而原本新陈代谢太旺太猛的人，则会开始减慢，就可以开始长肉并且长肌肉。

② 体重过重时，运动要注意保护膝盖

体重过重的人，因为膝盖无法承受过度的重量，如果进行剧烈的运动，很容易伤到膝盖，严重的时候还可能要手术换膝盖。

所以，过重的人应选择不需要膝盖承受体重的运动，如步行、游泳、骑自行车、推盘等。我有很多患者一开始都只能走路，他们就去哪里都走路，慢慢体重开始轻盈了，活动量就可以再加大，活动量一大，新陈代谢就可以加速，体重就可以减得更快。等到膝盖负担小了，心脏负担也小了，慢慢地，能选择的运动种类就会增多。

③ 先进厨房再进健身房

我们所生活的环境，提供我们生命所需的能量。我们吃进身体的所有食物，都有人辛勤地以劳力养殖与耕种，因此我们应心存感激，不应该浪费我们所摄取到的能量，应该用它做有意义的事。如果大吃大喝再进健身房，却一步也不愿踏进家里的厨房，宁愿全家都外食，吃能快速取得的垃圾食物。这种只愿取却不愿付出的心态，就是环境会遭到破坏的主因。

如果我们平衡付出与取得，那么我们的需求会减少，不但自己会健康，环境也会健康。所以，我们增加活动量最好从厨房开始，切菜、炒菜、刷锅、擦地、洗碗，这些都做到了，才考虑额外运动。

根治饮食第四步：八分饱、断食，为身体制造燃脂机会

身体也是需要训练和适应的，在已获得平衡型燃脂体质后，适当进行八分饱和跳餐，为身体制造燃脂机会，可以确保维持高效率的能量调度。在我们已经能开始以平衡燃脂的方式取得能量后，身体对能量的调度与使用，就会变得愈来愈有效率。这就好像我们变成一部新生代的跑车，因为更加省油，所以现在跑同样的距离，所需的油会减少，变得性能更好。这时，我们不用吃那么多，也可以取得同样的能量，对食物的依赖与需求都会减少。

当身体已经恢复天生燃脂好体质时，这个有效率的身体不需要那么多能量就可以同样的运行，如果我们还是吃得跟以往一样多，活动量也没有增大，那么活动后剩余的能量就会相对增多。就因为能量常常会剩，身体没有机会为了取得能量燃烧脂肪，于是脂肪停止分解，体重停止往下掉，形成了减重“停滞期”。为了打破减重停滞期，我们可以减少原本习惯的食量，开始餐餐只吃八分饱，或者跳过一餐或几餐不吃，为身体制造燃脂机会。

吃八分饱可以为身体制造燃脂机会，是因为只要我们不吃太饱，到下一餐之前，血糖是缓慢下降到平衡线以下的，这时肚子会开始“咕咕”叫，提醒我们进食。但就因为血糖并非快速下降，所以虽然会饿，却不难过。如果这时还不进食，胰高血糖素就会开始出来工作。胰高血糖素一出马，经过动物淀粉新生作用，就可以将脂肪转成血糖，将血糖提回平衡线。这就是为什么拥有平衡型燃脂体质的人，这时只要略等片刻，肚子就会停止咕咕叫，饥饿的感觉也随之消失。在这期间，脂肪被燃烧，能量被创造，消化系统得以取得迫切需求的休息时间，排毒管道大开，同时可保持好身材与好精神，是一举数得。

跳餐、断食，也同样可以为身体制造燃脂机会，例如，早餐不饿跳过去不吃，晚餐不饿跳过去不吃，或是一整天都不吃只喝水，这些方式都可以让身体与消化道同时休息。但不正确的跳餐、断食，不但不会达到这些效果，还可能对身体造成伤害。正确与不正确，差别就在断食者的血糖是否平衡。饮食不均衡、血糖不均衡的人乱跳餐、断食，只会让自己再次吃到东西时，食欲失控。而饮食均衡、血糖平衡的人跳餐、断食，不但是制造燃脂机会，而且再度吃到东西时，也不会过量。

由于制造燃脂机会是为了使用能量，那么，八分饱或跳餐时间也最好与一天当中使用能量的时间配合。因为晚餐后我们的活动量最少，所以，如果八分饱或跳餐的时间选择在晚餐，最不会影响血糖平稳，也最不会负面影响下一餐的食量。不只如此，晚餐跳过去后，会遇到睡眠时间，是一天中不进食最长的时段，燃脂时间也因此拉得最长，燃脂的机会最多。所以，想打破减重停滞期，最有效的方法，就是晚餐吃得少或不吃。

此外，因为人体的整个燃脂机制都跟血糖的平稳紧紧绑在一起，所以平衡血糖是能够燃脂的必要因素。因此任何有可能会引起血糖波动的食物，都要在中餐以前摄取。早餐不该吃甜点，因为早餐血糖失衡，接下来整天的平稳度都要辛苦追赶血糖。如果早餐吃得不够均衡、丰富，或是选择今天早餐跳餐，就不要在这时喝有咖啡因的咖啡或饮料，因为没有脂肪和蛋白质平衡血糖，咖啡因一刺激肾上腺，血糖一定波动。且晚餐后也不该吃甜点或摄取有咖啡因的食物，因为它不但会影响血糖平稳，也同时会影响睡眠。所以，这些食物，最好都放在中餐的均衡餐后吃。

就因为燃脂机制与血糖平稳是息息相关的，因此，当我们饮食均衡后，再开始进行八分饱与跳餐，血糖不但不会波动，而且，原本血糖指数有问题的人，指数也会愈来愈漂亮。同样的道理，如果进行根治饮食已经有一段时间了，但血糖指数（如糖化血红蛋白，或餐后血糖）不降反升，那很可能是食量过大，能量摄取过多所导致的。这时，适时的八分饱与跳餐，都能让血糖指数更漂亮。

特别要提醒的是，睡眠只要一不足，压力激素就必定泛滥，血糖必定跟着震荡，这时身体对营养的需求量会比平时要大出许多。所以，如果知道自己会睡不够，就要吃得更营养。这时可以只吃八分饱，但最好不要乱跳餐。睡得不好还跳餐，一定会让往后的食量大大失控。

根治饮食这样做

1 谨慎选择八分饱与跳餐的方式

八分饱和跳餐对维持平衡型燃脂体质来说，是很重要的手段，它们的执行方法都很简单：

（1）八分饱：吃到快要饱却还没饱的时候就停止。找到自己八分饱的诀窍，就是一口咀嚼20～30下，这样脑子接收到何时饱的信息较准，能有效在还没吃撑前就停筷。

（2）跳餐（断食）：跳一餐或几餐，或连续12小时以上不进食。

以下是八分饱与跳餐的可能组合：

- 餐餐八分饱
- 早、中餐正常吃，晚餐八分饱
- 早、中餐正常吃，晚餐不吃
- 前晚聚会吃太饱，第二天早餐跳过去，中餐、晚餐正常吃（或晚餐八

分饱）

- 早餐正常吃，中午聚会吃太饱，晚餐跳过去不吃
- 吃丰盛的早餐，中餐跳过，晚餐提早到下午四五点吃
- 知道中午聚餐会吃太饱，早餐跳过去不吃，晚餐八分饱或不吃
- 前一天吃太饱，或正在发热、发炎，休息一天只喝高汤和喝水
- 前一天吃太饱，或正在发热、发炎，休息一天只喝水

以往的饮食环境，并无法餐餐都吃饱，丰收时，可以饱餐一顿；缺乏食物时，也可能好几餐都吃不到东西，所以我们的身体本就设计为有极强的适应力，也因此，我们应该是很能扛饿的。现代人变得不扛饿，是因为吃得不对，又处处都有食物，时时嘴馋，就因为这样，身体的能量调度都跟着变懒了。如果想把天生燃脂的好体质拿回来，只要把以上的组合依生活需求常常变换，身体就会因练习足够，而变得愈来愈有效率。身体一变得有效率，就像好车能省油一样，我们对食物的需求就得以减少，如果这时能适时为身体制造燃脂机会，燃脂就一定没问题！

2 抓对正确断食的时机

有很多人缺乏耐心，因为想赶快瘦下来，所以身体明明还没有培养好平衡型燃脂体质，就急着开始逼迫自己八分饱，或者不停地去断食。这样一来，得到的常常是反效果。

还没有培养好平衡型燃脂体质的人，若只吃八分饱，在感到肚子饿时，血糖并非缓慢下降，常常是急速下降的。因此，当此人肚子开始咕咕叫时，就开始眼冒金星，等不到下一餐，就必须去抓零食。因为餐与餐之间不容易找到均衡的食物，所以这时抓到的零食，常是高糖的垃圾。垃圾一进身体，一切就前功尽弃了。

同样的，一个没有平衡型燃脂体质的人，如果盲目地参加“断食营”，也会有一样的后果。“断食营”只喝水，没有吃到会冲击血糖的食物，所以

过了一阵子不吃，难过就会消失。且因为消化得到全面的休息，不进食的时间拉得很长，所以身体中的糖烧完后，开始燃脂，这时不吃反而精神特别好，身体会觉得轻盈。就是因为这些舒服的感觉，才会有那么多人喜欢去断食营。

问题是，大部分断食营的时间都拉得太长，让身体误以为是好久打不到猎物而进入饥荒。

一个还没培养出平衡型燃脂体质的人，还没有取得身体对能量池会持续平稳供给的信任，现在，又再加上一个饥荒。充满不信任的身体，在这个人离开断食营接触到食物时，就会疯狂囤积脂肪。因此，还没有培养出平衡型燃脂体质的人随便断食，后果就是食欲莫名增大，断食期间原本减掉的脂肪，又连本带利地归还。

3 不要为了跳餐而增加其他餐的量

原本是亢进型、减退型燃脂体质的人都很怕饿，因为这类体质的人饿时的血糖都已经掉进谷底，血糖掉进谷底就是影响生存了，所以从头到脚都会很不舒服。就是因为以前饿时，有这种心慌慌、难过至极的痛苦，所以他们都很怕饿。

曾有过这种恐惧的人，当他们血糖已经平衡，要开始跳餐时，都会不自觉地在跳餐的前一餐把自己吃到撑。跳餐目的是要减少原本的食量，给身体燃脂机会的。但是，现在却增加了前一餐的食量，被增加的食量就会阻碍后来跳餐时为身体创造的燃脂机会。

其实，已经培养出平衡型燃脂体质的人，血糖都是缓慢下降的，所以在饿的时候并不会很难过。只要多等一会儿，饿的感觉就会自动消失，那时，身体就已经开始燃脂。如果还是会怕有不舒服的感觉，就在跳餐后准备一些不会冲击血糖的零食，如水煮鸡蛋、坚果等，饿的时候，不去碰这些零食，只备用，单喝水，感受一下自己饿的感觉，是不是并不那么难过。再算一算时间，看看这个饿的感觉是不是不出20分钟就结束。这样，可以慢慢培养自己扛饿的信心。有信心后，跳餐那天的其他餐就不会吃得过撑，就有勇气敢按正常量去吃。甚至信心增强后，还会开始欢迎饥饿的感觉，一有这种感觉，就知道身体在燃脂，消化道正在休息了。

根治饮食第五步：去除情绪性饮食习惯

很多人在生活压力增大时，转向食物取得安慰，这就是所谓的情绪性饮食。也就是说，这个人这时去吃东西，并不是因为他的能量池能量不足，所以才需要摄取食物，他吃东西，是因为他有情绪。

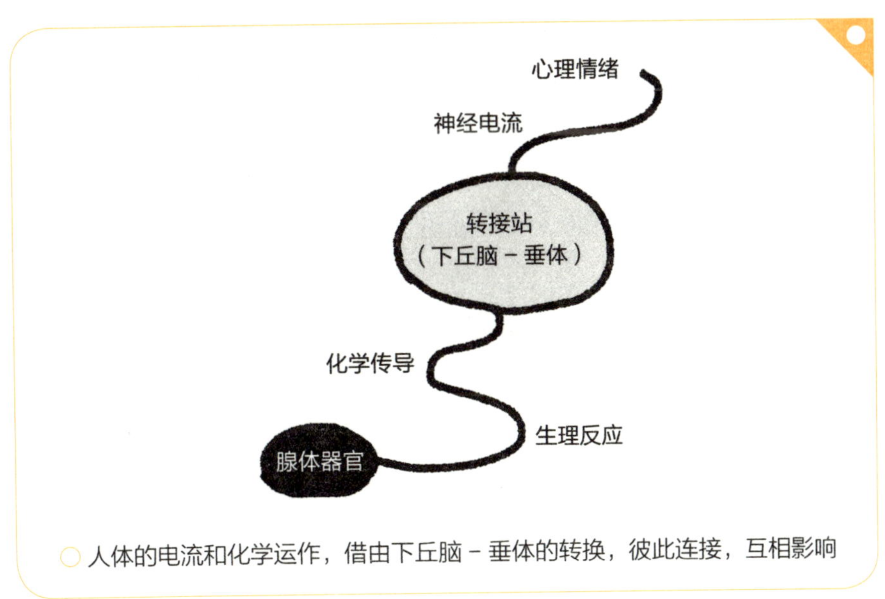

人体的电流和化学运作，借由下丘脑－垂体的转换，彼此连接，互相影响

情绪源自于神经系统，神经系统明明是借由电流传导，而食物影响的是人体中的化学系统，为什么两者会纠结在一起彼此相缠呢？情绪会和食物

扯上关系，是因为有下丘脑-垂体这个电流与化学的转接站。在这个转接站中，情绪可以由电流刺激转为化学运行，这些电流引起的生理化学变化，就可以透过激素影响全身运行，影响我们的食欲。因此，当我们的情绪出现大幅波动时，体内化学环境就会被大大地影响。只要压力一大，体内的能量调度，就会开始出现变化。一旦能量调度开始起变化，食欲及新陈代谢也会跟着变，有些人是吃不下，有些人是一吃就停不下来；有些人遇到有压力的时候，是不停合成脂肪，有些人则是不停地分解脂肪。而现代人生活中最大的压力与情绪来源，是处理人际关系。

根治饮食这样做

1 养成指认情绪，立即处理的好习惯

想去除情绪性饮食，一定要先了解情绪。情绪其实和一般人认知的不一样，它并不是想象出来的，而是由脑子中的杏仁体制造出来的，货真价实的存在着。身体要制造情绪，和感官会制造身体感觉一样，都是为了要保护我们而存在的。身体感觉是为了保护我们的身体界限，所以虫子咬我们，我们知道要寻着痛处去找到虫子。心里的感觉和情绪，则是为了要保护我们的心理界限，所以如果有人侵犯了我们的心理界限、冒犯了我们，情绪可以告诉我们该怎么做，才能改善人与人之间的关系。

所以，当我们有情绪时，压抑并不能解决问题，我们不但应该接纳和肯定自己的情绪，我们更应该要沟通自己的情绪。我们会那么怕情绪，是因为我们把情绪与情绪的表达弄混了。

一般人有情绪，常常一开始不讲，最后就爆发。所以我们常见到的情绪表达就变得很暴力、激烈，当然让人害怕。更有些时候，有些人有情绪不表达，做其他的事予以报复，这就更让人害怕了。所以，我们一想到情绪，就只知道要害怕，不会想到要沟通。因此，情绪无罪，有罪的是错误的情绪表

达。其实，有效的情绪表达很简单，只要心平气和地把“旁人做了什么事冒犯你 + 你有什么情绪 + 人家做什么才是对的”讲清楚，情绪表达便可以非常有建设性。

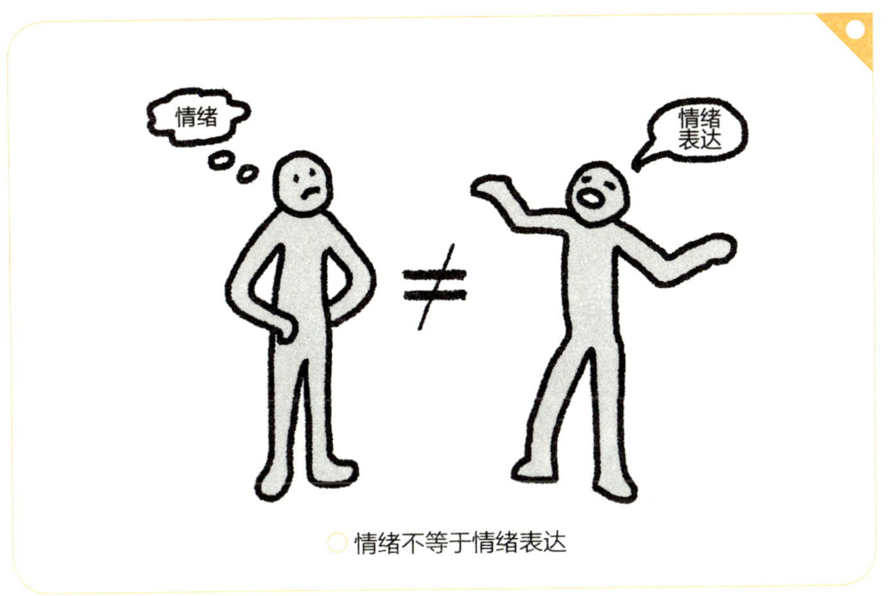

情绪不等于情绪表达

我最常听到有人抱怨：“沟通有什么用？沟通过后，旁人还不是用一样的方法对待我？”会出现即使沟通过，别人还是不改变的情况，都是因为我们在沟通后没有辛勤地管理行为。行为需要被管理，是因为情绪不但会被杏仁体制造，它还会被储存在海马回这个内存中。这些被储存在海马回的情绪记忆是痛苦的，还是美好的，决定了此人往后的行为。如果一个人做了一件事得到的是痛苦的记忆，那往后他就会想避免这个行为；但如果他做的事得到的是美好的记忆，那往后就会想重复这个行为。

所以，当我们沟通过自己的情绪与对对方未来的期望后，如果别人有为改变行为做努力，就一定要实时感谢他们的努力，否则这些努力就好像白费一样，努力改变反而得到的是痛苦的记忆。有了痛苦的记忆，往后就会避免同样的行为，因此又会回归本性，做同样让人讨厌的事情。有时，我们沟通过后的对象依然我行我素，如果这些行为没有得到惩罚，就等于得到了美好的记忆，因为“我没为你改变，我也没有损失呀。”有了美好的记忆，往后就会重复同样的行为，那这个人继续我行我素，是可以预期的。这就是为什么有句话说，“人会怎么对待你，是你自己教出来的。”

因此，如果我们要有效减压，彻底去除情绪性饮食习惯，就不能忘记，若别人以你喜欢的方式对待你，不要忘了鼓励；而别人以你不喜欢的方式对待你，不要忘了惩罚。在鼓励和惩罚时，都要注意把别人到底是什么行为得到惩罚、什么行为得到鼓励，讲清楚。也更要把别人以你喜欢的方式对待你，你有什么感觉，以及别人以你不喜欢的方式对待你，你又有什么感觉，说明白。你解释得愈清楚，别人愈了解要如何对待你，与照顾你的情绪。

唯有如此，你的体内能量调度，才不会时时被不必要的情绪左右，能保持平衡型燃脂体质。

2 充足睡眠可减少情绪性饮食

很多人会发现，只要睡不好，情绪性饮食的情况就会变得特别严重。会有这种情况出现，是因为肝脏最重要的排毒时间，是在夜间的11:00至次日凌晨的3:00。如果我们此时是醒着的，那么肝脏排毒的时间就会被压缩。肝脏无法排毒就很容易造成堵塞。能量池的补给与过多能量的储存，都需要肝脏进行合成与分解，所以如果肝脏一堵塞，那能量调度就会出问题。这时如果有情绪上的波动，它所产生的饮食效应就会加倍，情绪性饮食的症状也会更加夸大。

吃素的人要如何均衡饮食

因为素食者摄取的植物性蛋白质通常都伴随着高含量的淀粉，所以吃素的人如果不注意食物搭配，不但会造成血糖波动，而且由于植物性蛋白质并不全面，有时也会吃出情绪问题，如忧郁症、躁郁症。因此，吃素的人要特别注意以下的饮食原则才能平衡血糖，吃出健康，培养平衡型燃脂体质。

根治饮食这样做

1 米豆轮配才吃得到各种不同的氨基酸

植物性蛋白质和动物性蛋白质有根本上的不同，它们之间最大的不同就是植物性蛋白质都是不全面蛋白质，也就是它并没有人体所需全部必需的氨基酸。氨基酸是脑部化学的原料，如果它的摄取不够全面，脑部化学就很容易出问题。这就是为什么我原来心理门诊中最严重的忧郁症病患，都是吃全素的。为了全面摄取蛋白质，米类和豆类轮替着吃，就变得很重要，因为它们各有不同种类的氨基酸，轮替着吃能确保各类都摄取得到。

2 米豆不同餐避免淀粉量太高

因为米和豆，本身淀粉含量都很高，因此不应该在同一餐摄取。每一餐，都尽量只食用一种有高淀粉含量的食物，不然，糖分摄取很容易就过量。所以，米豆配时，应该是这餐有米、下餐有豆，轮流吃。

3 食用足量的脂肪

吃素的人如果还希望清淡饮食，要平衡血糖几乎无望。一般动物性蛋白质会伴随着脂肪，但一般的植物性蛋白质食物中含油比例大多数很低，因此做菜时油一定要加足。最适合素食者的植物性脂肪选择是椰子油、棕榈油，因为它们的饱和脂肪酸是植物性脂肪中最高的，平衡血糖的指数也因此很高。油吃得够，才不会让植物性蛋白质中的淀粉冲击血糖。

4 进食以少量多餐为原则

由于多数植物性蛋白质都伴随着大量淀粉，例如100克糙米中有8克蛋白质，但里面却含有72克的淀粉，也就相当于18粒方糖；100克黄豆中有40克的蛋白质，但它同时也有20克的淀粉，也就相当于6粒方糖。就因为淀粉的含量非常大，所以食用的份量就必须很小心。所以，希望吃素的人能少量多餐，是因为如果每餐的量不大，淀粉的摄取量也会相对减少，那血糖的波动幅度也不会那么大。所以少量多餐，能在吃素时减少血糖波动的危险。

5 少吃加工食品，多吃原形食物

素鸡、豆腐、杂粮饼干、素食泡面，这些都是素食，但同时也都是加工食品。加工食品在加工的过程中，营养成分都无可避免地会流失，同时，为了要保存加工食品的鲜度和补足营养流失后的自然风味，也都无可避免地要加入一些添加剂。所以，不管是素食抑或是杂食，原形食物永远都应该是首选。

此外，素食者若摄取豆腐之类的加工食品，发酵过的是较好的选择，如豆腐乳、臭豆腐等。天然的发酵过程中，好菌能代谢出许多美味的营养元素。不只如此，素食者也应注意豆腐之类食品的加工手段，因为遵古法制作的豆腐，没有添加身体不认得的化学成分。

6 素食者的食物组合和食物顺序

素食者的饮食除了必须考虑如何吃到足量与全面的营养外，还必须要照顾到血糖，因此，素食者在食物组合上，就更要有策略。基本上素食者除吃豆或米外，应该还要摄取坚果，原形的蔬菜（发酵的亦可），最好还有奶或蛋。素食者最好不吃加工淀粉，因为他们能摄取的食物中，并没有足量的蛋白质可以支持减缓面包这类加工淀粉化成糖的速度。

由于目标是平衡血糖，所以素食者在进食的顺序上，也一定要有策略。最好先吃高蛋白、高脂肪食物，如杏仁、花生、腰果、牛油果，或奶制品和蛋，之后才吃蔬菜、豆、米之类的食物。

7 把早斋改成晚斋

有些人吃素是只有早上吃，也就是吃早斋。若是以能量调度的角度看吃斋一事，会发现，如果希望人的活动量跟能量调度的需求配合得上，早斋最好改成晚斋。因为素食是植物类食物居多，植物性食物中的蛋白质和脂肪含量不多，所以卡路里普遍不高。因此，如果是在一天中活动量最大的早晨吃斋，能量池的量就会受到波及。因此早斋不适合白天活动量大，赶着上班上学的上班族与学生。如果能把早斋改成晚斋，食物中所提供的能量，才能符合人生活所需的活动量，也才可能有效培养平衡型燃脂体质。

8 适当补充营养补充品

因为吃素的人，通常食物中的淀粉含量较大，使得血糖上下时维生素B的流失变大，因此吃素的人，最好多补充啤酒酵母菌。啤酒酵母菌中含有丰富的维生素B，这些维生素B是酵母菌生产出来的，因此身体认得它，它的吸收率会比维生素锭剂要好很多。

素食者容易有发炎难以痊愈的状况，因为血糖上下时，痊愈中的发炎过程会被拉长，所以吃素的人如果能适当补充鱼肝油或亚麻籽油，它们所含的丰富Ω是消炎所需的原料，能确保制衡发炎管道。如果吃素的人不吃奶、蛋，那么一定要额外补充维生素B_{12}。

吃全素的人常常脸色苍白，这是维生素B_{12}匮乏的表征，是造血不足所引起的。维生素B_{12}是人体造血时必要的元素，且它只能从肉类与奶、蛋中摄取到。

如果你吃的是奶蛋素，那么只要蛋摄取足量，蛋里面不但能提供全面的氨基酸，而且各式营养元素也都能摄取得到。不仅如此，如果下蛋的鸡吃的食物对，有充分的运动，那么蛋里的Ω搭配就是完美的，所以才会有蛋是完美的食物的说法，它可说是营养元素最全面的食物。它也是天赐的礼物，因为鸡不用受精也可下蛋，因此它也可以算是素食。素食者可以多吃。

有慢性病的人也能这样吃吗？

在施行根治饮食之前，很多人会产生疑虑，因为他们已经患有慢性病，不知道自己进行根治饮食后，器官是否能消化那么多蛋白质和脂肪。答案是肯定的，因为均衡饮食并不是造成慢性病的原因，反而它是慢性病复原最需要的支柱。

例如肾脏有问题的患者，经常被建议要少吃蛋白质。但肾脏会出问题的原因，多半是糖分摄取过量和水分补充不足造成的。过多的糖没处走，只能经由肾脏从尿里排出。所以有很多血糖一直波动的人，尿液有甜味。若肾脏必须长期辛苦地将糖分排出体外，就会导致受伤。除此之外，若还长期脱水，肾脏也必须辛苦地制造比较浓的尿液，久了也会受伤。

受伤的肾脏，在排解各类代谢物时就会出现困难，代谢物的指数就会上升。所以，肾脏受伤的人蛋白质代谢物肌酸酐便会上升。这时，病患就常被告知要少吃蛋白质，但少吃蛋白质的结果就是加入大量的淀粉类以填饱肚子，如此一来，血糖震荡更严重，肾脏受伤更深。

因此，虽然肾脏出问题的患者，都有高尿酸、高肌酸酐，但他们的饮食还是不应该避免普林和蛋白质类食物，而是每餐总量要减少，以减轻肾脏代谢的负担。也就是说，由于血糖平稳和补充水分能够确保肾脏不再继续受伤，所以，虽然每餐的分量减少，还是必须力求均衡。

肝硬化的患者也是常被建议要少油饮食的对象之一。但是，肝硬化并不是因为油吃太多，而是糖吃太多造成的。因为饮食不均衡，血糖升得太高时，糖代谢成酸的速度会太快，身体来不及缓冲酸血，使得酸血腐蚀血管壁。血管壁被腐蚀变薄后，身体必须在血管上结疤修补，以避免血管爆裂。身体制造疤的原料，即是胆固醇，这就是血管里胆固醇囤积的开始。如果这个人的饮食不调整，酸血继续腐蚀血管壁，最后柔软的胆固醇无法再支撑日益变薄的血管壁，只好调动钙质来支持，造成血管硬化。血管硬化如果发生在肝脏，就是肝硬化。因此，既然肝硬化是糖吃太多造成的，患者要想不让肝硬化继续恶化，就必须平稳血糖。而平稳血糖最有效的方法，就是均衡饮食。

上面两个例子都告诉我们，我们的脏器、腺体出问题，会形成慢性病，都是因为饮食不均衡引起的。因此，若希望慢性病不再恶化，甚至想痊愈，均衡饮食才是康复大道。但是，由于原本的脏器和腺体都已受到伤害，功能已经打折，因此，这些患者在进行根治饮食法时，应该要少量多餐，整天小口小口地补充水分。一定要注意的是，即使是少量多餐，也依旧必须餐餐均衡。

Chapter 4

饮食改变了，身体也会跟着变

如何判断是恢复反应还是生病

身体的生化环境最容易被饮食影响，因为人体生化反应所需的原料都是食物提供的，所以，只要饮食有改变，身体的化学环境也就跟着变，这个变化，常会以各种症状来显现，这就是恢复反应。

举例来说，如果我们可以减去饮食中的糖，血糖就不会再大力波动，所以卡在中间进行糖转换的肝脏就轻松。肝脏一轻松，就有力气开始大扫除。这时以往没有力气分解的过多激素、药物、毒素等，便可以开始往外排解。这时，我们的排泄物就可能会开始出现不同的颜色或气味，有时连量也会有变化。这些废物如果从大小便排出不及，就可能从皮肤继续排出，出现疹子、斑纹等。

此外，因为我们的饮食从营养贫瘠变成了营养丰富，另一种可能发生的变化是，身体有原料能够修复原本无法修复的伤。因此，到处都开始出现痊愈时必经的发炎过程，一下水肿、一下疼痛。与此同时，体内最重要的修复原料——胆固醇的制造可能也因此而升高，形成总胆固醇高升的现象，或是发炎指数高升。这些，都是身体恢复时必经的路。培养平衡型燃脂体质的路是崎岖不平的，它需要的是坚持和耐心。

但我们究竟该如何判断什么是生病的症状，什么是恢复反应呢？生病症状和恢复反应可以以血糖是否平衡和症状出现的频繁程度作为最大的辨别工具。通常人生病时，症状是从少到多，意思是，本来只有一天头痛，后来变成天天头痛，或者，本来只有一天会睡不着，后来变成天天睡不着。在这期间，血糖并不平稳，天天波动。也可以说，这些症状都是发生在能量池长期不稳定的情况下。

恢复反应则不同，恢复反应出现时不是渐进的，而是突然的，而且它一出现，就是频繁出现。例如，症状一出现就是天天头痛，一星期就有三天便秘，隔天就睡不好。但后来，症状会愈来愈少，本来是天天，后来变成只有三四天，最后是完全消失。在这期间，血糖都是平稳的，并不会波动。也就是说，恢复反应都是发生在能量池长期稳定的情况下。

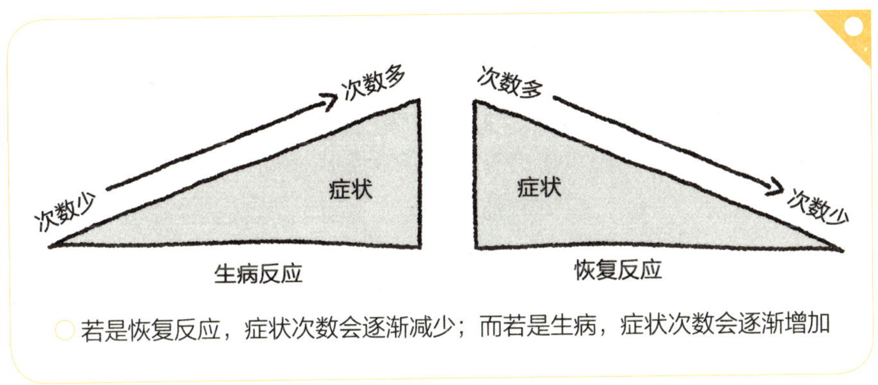

若是恢复反应，症状次数会逐渐减少；而若是生病，症状次数会逐渐增加

不过，需要特别提醒的是，在我们体内的生理化学发生改变后，原本吃的药物很可能就不适用了。比如，原本血糖不平稳，但饮食调整后，血糖的波动并不大，对降血糖药的需求也会跟着变小。所以，若此时降血糖药未跟着调整剂量，很可能会因为药量过重而造成低血糖。另一个例子是，在身体能量调度平稳及水分摄取足够后，身体的血压自然会下降，如果这时降血压药的剂量没有调整，那血压便可能被药物压得过低，而形成低血压，造成头晕。因此如果你已在服用西药，我建议在施行根治饮食的同时，跟医师合作调整药物的剂量。

尿里有油、有泡泡是身体能利用酮体的指标

实施根治饮食一阵子后，尿里会有泡泡、有油浮在水面上，很多人以为是肾脏出了问题。

其实，那个浮在水上像油一样的物质，就是酮体。如果你的尿里有层油，或出现了泡泡，表示你的身体已学会使用脂肪作为能量，是值得庆祝的一件事情。所以，尿里有油和泡泡，是体内能量调度恢复自由灵活的结果，严格说来，它并不是一种恢复反应，而是恢复的结果。因为很多人会在施行根治饮食后发现这个变化，因此还是把这个现象收录在恢复反应中。

尿里出现泡泡和油，是身体能够进行酮效应，也就是身体在那段时期，使用所储备的脂肪作为主要能量来源的证据。酮效应是体内能量调度时正常的反应，它并不会造成酮症酸中毒。

酮症酸中毒是一种多出现在糖尿病患者身上的症状。产生酮症酸中毒，是因糖尿病患者已完全无法使用胰岛素，或没有办法制造胰岛素的结果。胰岛素像把钥匙，能让细胞开门，让糖进入细胞内转成能量使用。但若患者已经无法使用或缺乏足够的胰岛素时，身体就无法使用糖，只能转而完全依赖蛋白质与脂肪作为能量，此时脂肪被转化成能量的速度和量就会迅速增加，代谢出来的酮体就会累积过快，身体无法缓冲排解，这就是酮症酸中毒。

酮效应与酮症酸中毒最大的不同在于，一个是自由选择，一个是被迫选择。如果一个人是长期均衡饮食，他的身体就能自由使用脂肪、蛋白质和碳水化合物，在需求不同时，自由调度它们作为能量来源。但是一个生病的人，因为胰脏受伤过深，无法使用胰岛素或已经无法制造胰岛素时，他是在没有选择的情况下，只能使用蛋白质和脂肪作为全部的能量来源，因此代谢出来的酮体量会过大，使人体无法负荷。

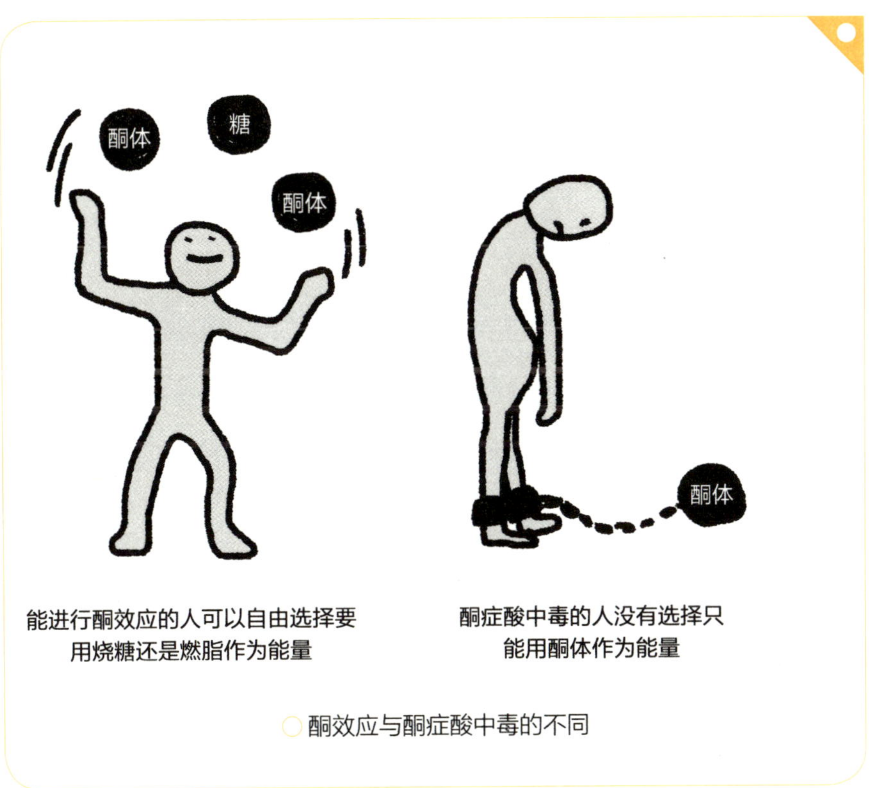

酮效应与酮症酸中毒的不同

如果一个人平时对淀粉的摄取量就很低，吃进去的糖分比较少，再加上有餐餐八分饱的习惯，也会配合生活步调适度断食，此一状况下，尿里的泡泡和浮油就会比较明显。这是正常的现象，不需要担心。所以，尿里有油是一种恢复反应，它是新陈代谢恢复正常的最佳证据。

※ 注意：但如果尿里有泡，且尿液混沌白浊，有可能是膀胱或尿道发炎，请立即就医。

肾上腺恢复过程中可能产生水肿

在进行根治饮食法后，许多人会在身体各处水肿，有时是手指，有时是小腿，有时是腹部，有时是膝盖。有时，水肿的情况很严重，压迫到神经，就会产生疼痛。水肿部位虽然不同，但都是同样的原因造成的，那就是肾上腺正在调整。

肾上腺是体内矿物质（也就是电解质）的大总管，它分泌盐皮质激素（也称矿皮质激素）以指示肾脏到底是要排钠保钾，还是保钠排钾。这些矿物质的多寡决定了体内水分的分布。我们体内的水分分散于三处，一处是细胞内，一处是血管内，一处是血管和细胞间，称之为自由水。细胞和血管要向自由水调度水分时，靠的就是钾和钠。血管想要水时，肾脏就保钠，钠一多水就往血管里跑；细胞想要水时，细胞就保钾，水就往细胞里跑。这就是我们喝电解质丰富的矿泉水时，特别容易解渴的原因。肾上腺在恢复时和所有腺体一样，会发生有时生产的激素太多、有时又太少的情况。所以，这些矿物质去留的情况就会随着肾上腺所生产的激素出现变化。电解质失衡，就可能会让自由水进不了细胞，或不能从血管排出去，因此引起水分调度问题，这时就会出现水肿。肾上腺是内分泌系统中的龙头老大，它的损伤多不是一日两日形成的，因此，肾上腺的修复也需要时间。所以，一般人水肿都要持续好几个星期。或者，肾上腺在修复时是循环式的，这时水肿就会消了又回来，但是，由于它是恢复反应，所以，水肿再次回来所持续的时间，一定会比前面短，直至消失。

减轻症状的方法

1 水肿

- 减少盐分摄取量：平时我是不建议少油少盐的饮食方法，因为如果身体平衡了，舌头可以告诉你你需要多少盐，而身体可以自己调节盐分在体内保留的量。但是，在复原期间如果觉得水肿很严重，可以试着少摄取一点盐分。
- 喝椰子汁：当钠失调时，及时补充与它对应的矿物质可能会减轻症状。新鲜椰子汁是一个很好的选择，因为它的钾含量很高。

2 消炎

- 补充鱼肝油或亚麻籽油。

排毒引起皮肤脂肪不平衡

对于皮肤这个器官，我们对它的理解很粗浅，其实这个只有保鲜膜厚薄的表皮下，有各类神经感官系统帮助体内与体外的环境沟通；有强大的免疫系统随时备战，以备受伤时杀菌；它还有不同的腺体负责制造与分泌激素；更有丰富的血管组织以准备随时代谢。所以，皮肤表层的状况其实是身体健康的反应，因此，在进行根治饮食培养平衡型燃脂体质时，皮肤经常会出现恢复反应，其中有两种皮肤恢复反应是最常见的。

1 皮肤开始变油、变干

皮肤跟内分泌的关系非常紧密，各种激素变化，都会直接影响皮肤。如女性激素可以增加皮肤的胶原和使皮肤湿润，而男性激素则能促进脂肪分泌与毛发的增生，这两种激素男女都同时拥有，因此肤质好要靠各类激素均衡才能够达成。我们的能量池在走向平稳前都会碰到崎岖不平的路，跟它绑在一起的内分泌系统也会跟着上上下下。这时激素一下过多、一下过少，皮肤便会一下太干、一下太油。出现的症状就有可能是头皮太油，一下就要洗，痒得不得了；或者是头皮太干，头皮屑乱飞。但是，在能量池终于稳定后，跟能量池有紧密关系的内分泌就会跟着平衡。内分泌一平衡，原本头发过油、皮肤过干、脸部有T字部位干、油混合现象的人，也都会因为取得平衡而获得好肤质。

❷ 长疹子、痘子和其他异物

皮肤是我们最大的排泄器官，它承担了相当沉重的排毒工作，所以汗水的成分才会跟尿水如此相似。但只要提到排毒，就一定跟肝脏有关。如果我们的饮食不均衡，造成能量池不稳定，能量总是过多或过少，肝脏就必须忙着处理提供能量所需的合成与分解。因为能量就是生命的源泉，所以与能量调度相关的合成与分解优先级是最高的。结果就是血糖一被冲击，肝脏就得忙着处理一下过高、一下过低的糖，它忙着调度能量时，就没有余力排毒了。因此，只要是亢进型与减退型燃脂体质的人都一定有过多的毒储存在体内各处。

但是，在培养平衡型燃脂体质的期间，因为能量池日趋稳定，肝脏不再忙着处理能量的合成与分解，这时它就会有时间处理囤积的毒素。肝脏一加班，所有的排泄管道也就一起加班，包括皮肤在内。肝脏分解的毒素多由胆汁、尿液排出，其他来不及排出的，便从皮肤排出。脂溶性毒素从皮下分泌脂肪的腺体排出，就容易形成青春痘。水溶性毒素从汗排出，就会突然很容易出汗，或汗变得很臭。或者起疹子，痒得让人忍不住想抓，以增加表皮血流，好让毒迅速排出去。

减轻症状的方法

- 任何需要从皮肤排泄的物质，增加淋巴与血液循环可以促使痊愈加速。泡泻盐澡，用毛刷按摩皮肤都可以改善症状。毛刷软硬皆可，视个人喜好决定，也可以用丝瓜络代替。按摩的方法是在淋浴时以冷、热水交替，再从身体四肢，以圈圈状，从外朝心脏方向按摩。
- 服用通肝的营养补充品如奶蓟，或疏肝中药（请询问中医师），或吃肝补肝。症状消失即可停止服用。

肠道修复过程可能发生便秘

便秘会引起人体不适，甚至心情不快，有一种说不出的不舒服。因为体内不需要的废物如果不能实时排出，它就会转成毒素。但是，在身体因饮食转变而发生化学变化时，它却是一个最常见的恢复反应。便秘不但会出现，而且在化学变化上下不定时，它还可能会来来去去。恢复反应中的便秘，成因有二,一个是体内矿物质的改变，另一个是消化道的恢复过程。

因肾上腺调整而造成的矿物质起伏，不只会影响体内水分的调度，由于矿物质也会同时影响肌肉的收缩与放松，所以肾上腺的复原也会让肌肉产生变化。人体的肠壁是由肌肉组织建构的，因此，在矿物质调度还没有达到均衡时，肠壁的肌肉蠕动就会出问题，很容易就形成便秘。

除此之外，由于饮食中的营养密度大增，身体已补充足够的元气，可以开始进行修复，但是在痊愈过程里，一定要先经历发炎，所以身体在恢复过程时多会有发炎的现象。痊愈时必须先发炎就好像割伤后要先经历红肿才能愈合一样。红肿是血管和血液支持患部的表现，增生的血管是为了要输送修复所需的原料，如胆固醇等，或是输送白细胞以供杀菌。待修复完全了，才进入消炎。因此痊愈一定是发炎加消炎才能结束。当我们吃的均衡后，身体如果决定要修复受伤的肠道，肠道一发炎就很可能引起便秘。

但是痊愈并非直线发展，它常是以循环的方式出现。也就是这一波结束后还有下一波，因此，便秘症状就有可能在消失后，过了一阵子又再度出现。但只要是恢复反应，都一定会渐渐减少。也就是，上次便秘可能是5天无法解便，这次却缩短到3天。这个症状在肾上腺恢复健康，或肠道发炎修复完成后，便会消失，只是这个最让人受不了的恢复反应，是最需要时间与耐心的。

减轻症状的方法

- 两茶匙洋车前子壳粉加半茶匙绿藻（海藻）粉，对一马克杯的水饮用，能帮助排便顺利，同时修复肠道。若是采用绿藻锭，就直接吞两锭。
- 以清水灌肠是使用了千年减轻便秘症状的方法，它是物理治疗方式，因此不会产生依赖。灌肠水袋各大药房都可以买得到，按水袋上的指示使用。每天都可以用，不要等便秘好几天后才用。
- 装置免治马桶。现在马桶的设计，让我们大便的姿势很不符合自然。如果有严重的便秘恢复反应，我建议装置免治马桶。它的喷水设计，能有效刺激肛门，带动肠道蠕动，促进排便。
- 补充离子镁锭。镁是肌肉放松所必要的矿物质，镁缺乏时，肌肉无法放松，难以入睡或解便。镁的服用剂量要以先增再减的方式去找，原则上服用量加到拉肚子，就是找到该服用的剂量了。例如，第1天服1粒，没有拉肚子，第2天再加1粒，没有拉肚子，第3天再加1粒，拉肚子。那服用剂量就是3－1＝2（粒）。离子镁服用时间，最好在睡前，不可随餐，因为它是碱性矿物质，会中和胃酸，影响消化。只要症状消失即可停止服用。
- 补充益生菌。如果吃很多纤维物质还是便秘，代表益生菌不够，需要补充。益生菌的菌种最好经常换着吃，症状消失即可停止。

- 以维生素C冲洗。早上起床前搅拌一茶匙的维生素C配上150毫升的水，一口气喝完，每15分钟重复一次，直到你的肠道开始排便和排水。排便和排水的现象会持续2～4小时。

大小便颜色、气味改变是身体开始排毒的表现

排泄物的颜色改变，通常是身体在排出老旧废物的表现，脂溶性的毒会从大便排出，水溶性的毒会从小便排出。这类恢复反应中最常见的，就是尿液突然变得很臭、尿量变大，或排出黑色宿便或绿色的大便。黑色宿便是肝脏有余力开始排毒时，很常见的脂溶性排泄物。而大便会呈现绿色，多是因为胆固醇结石被包含在大便中被排出。胆固醇结石就是坊间流行的苹果汁排结石法中，最后会浮在水面上绿色像翡翠般的物质。

它之所以会浮在水面上，是因为胆固醇是脂肪类的，比水的密度小。这些胆固醇结石多是因为饮食不均衡，或是所摄取的脂肪质量不高造成的，它们在身体里存久了，就会变成胆结石。

胆汁是以胆固醇为原料制造的，碳水化合物、脂肪与蛋白质这三大营养元素都可以制成胆固醇，但在制成胆固醇之前，都必须先转换成乙酰辅酶A。可是乙酰辅酶A要转化成胆固醇时，都需要氧化的脂肪去辅助。所以，如果我们摄取的脂肪质量不高，那么胆固醇的质量也就会受影响。例如有人用橄榄油热炒，橄榄油怕光怕氧又怕热，所以一下热锅油就坏掉了，热炒冒烟后的油变成了黑色的胶质。吃这种油的人他们的胆汁也一样，就会像这个胶质一样浓稠。浓稠的胆汁无法在胆囊收缩时以喷洒的方式完全释出，出不来的胆汁就会一直停留在胆囊中形成胆固醇结石或胆的钙化结石。

除了食用油的质量不对之外，饮食不均衡，碳水化合物过量，脂肪不足时，做出来的胆固醇一样很浓稠。因为血液中的糖一上升，胆汁的制造量就减少，原本在胆囊内的胆汁就容易变得浓稠，也容易形成胆固醇结石。如果我们换好油做菜，同时开始均衡碳水化合物与脂肪的比例，肝脏制造出来的胆汁就稀释好流动。这样的胆汁才能将藏在胆囊或肝胆管内的胆固醇结石推出来。因为胆固醇结石本来就有胆汁的天然绿色，因此包含有胆固醇结石的大便就变成绿色了。肝脏是个跟橄榄球一样大的器官，它可以藏很多老旧的东西，所以，有些人排绿大便，可能持续好几个礼拜。这也就是说，只要吃得均衡和用对油，胆固醇结石就能被自动排出。实在不需要去喝大量苹果汁和泻盐，不但冲击血糖又伤身，排出来的，也并不是钙化结石，而是胆固醇结石。所以，只要我们出现排泄物颜色改变的恢复反应时，就表示肝胆快通了。

矿物质平衡过程可能引发抽筋

在我们大量减少食物中的糖分摄取量时，常会引起抽筋的反应。抽筋是肌肉反应，它是肌肉收缩后无法放松的结果。肌肉的收缩跟矿物质的去留，有最直接的关联。

开始根治饮食后，血糖不会再上下不停震荡，肾上腺就不会一直因血糖掉进谷底而疲倦不堪，肾上腺就有可能开始恢复。正在恢复的肾上腺在调整激素时，就会出现一下太多一下太少的情况。因为肾上腺生产的激素会指示肾脏排出矿物质或保留矿物质，如果这类激素太多或太少，体内的钠钾调度就很可能会失衡。

钠会引起肌肉动作电位，电流产生时就会形成肌肉收缩，如果在恢复期间，肾脏因为肾上腺的指示，使得钠保留过多，肌肉就很容易不停收缩，造成抽筋。但只要肾上腺恢复平衡，这个症状就会消失。

减轻症状的方法

- 补充离子镁锭（同136页）。
- 抽筋时可在舌尖上含两粒海盐。
- 喝大骨汤。大骨汤内的矿物质丰富，可帮助平衡体内矿物质，但切记不要把大骨汤内的油去除，因为如果没有那些脂肪，那么脂溶性的维生素D就无法作用，而维生素D是帮助吸收矿物质的重要维生素。所以大骨汤如果不和它的脂肪一起喝，矿物质失衡只会更严重。

- 晒太阳。太阳是人体最大宗维生素D的来源，维生素D是矿物质平衡的重要元素。因此每天都应至少晒15分钟的太阳，切记防晒油会阻止UV线射入皮下组织，妨碍皮下胆固醇转换成维生素D。

身体还不习惯燃脂时可能会有肌肉无力现象

人体就像一部大机器，各项物理与生理化学条件必须精准配合，时时调校。身体开始学习使用新能量来源也需要训练。有些状况是，在减糖、饮食均衡后，肌肉开始无力，有时反而有爬不动山，或运动时缺乏肌力的现象。出现这个恢复反应的原因，是肌肉还没有完全适应新的能量来源。

我们的肌肉就跟体内各处的组织一样，不只可以使用糖烧出的能量，脂肪和蛋白质也同时可以作为它的能量来源。所以，当储存在肌肉中的糖原下降时，肌肉原本可以轻松地转烧脂肪作为能量，可是，如果我们总是吃高糖饮食，血液中胰岛素泛滥，胰岛素只要量一多，脂肪烧成能量的过程就会被阻碍。结果就是肌肉愈来愈无法燃脂。无法燃脂，肌肉就缺乏耐力，糖一用完就开始无力。

所以，肌肉还不习惯燃脂的人，只要饮食中的糖量一减少，肌肉的能量很快就会干枯。没有能量，肌肉就无法工作，就会感到无力，好似抬不起东西、提不起腿一样。这样的状况，会持续至少两个星期。如果饮食持续均衡，在血糖平衡两星期后，这种肌肉无力的现象多会自动消失。

减轻症状的方法

- 喝大骨汤（同140页）。

- 晒太阳（同141页）。
- 补充左旋肉碱，左旋肉碱可以提供肌肉能量，在身体还不习惯燃脂取得能量时，它可以减轻症状。按所购品牌指示用量服用。

肌肉无力会让眼睛突然怕光

肾上腺恢复过程中引起的肌肉无力恢复反应，不见得只会出现在四肢，其实只要有肌肉的地方，都可能出现症状。控制我们瞳孔放大缩小的虹膜，就是块肌肉组织。虹膜这块肌肉无力时，瞳孔的收缩就会有困难。在阳光很强的情况下，由于虹膜收缩不力，瞳孔无法收缩保护眼睛内部，就会特别怕光。

但只要恢复平衡型燃脂体质，肌肉组织就能顺利使用脂肪所提供的稳定能量。不只如此，肾上腺也能顺利平衡钾、钠，如此一来，肌肉就可以收放自如，受虹膜肌肉掌控的瞳孔也就能自由地放大和缩小。只要阳光一强，瞳孔就可以缩小不会怕光；在没有光线的黑夜里，瞳孔也可以放大，让夜间视力不打折。

减轻症状的方法

- 戴太阳眼镜：随身携带太阳眼镜，可以在瞳孔来不及收缩时，保护眼睛。
- 早睡早起：任何的身体组织要修复，都需要睡眠，眼睛更是如此。眼睛只要我们一醒来，就是张着的，所以想要眼睛修复，就不要使用过度，时间到了就赶快休息。
- 补充左旋肉碱（同143页）。

10 身体习惯燃脂之前会短暂地疲倦没精神

疲倦没精神，也可能是进行根治饮食后的恢复反应之一。均衡饮食后，明明吃得比较好，却突然开始感到疲倦没精神，这点可能会让人百思不得其解。不是均衡饮食后就能培养出平衡型燃脂体质吗？既然如此，精神应该会很好，不容易疲倦才对。怎么会愈吃愈容易累呢？会有这个恢复反应，是因为身体能灵活运用三大营养元素作为能量的这个过程，其实是身体长期累积练习出来的。

许多人在饮食均衡以前，常常用咖啡因或糖来提神，在餐与餐间总是吃有糖的水果、零食补充能量池。会特别想吃有糖的食物，或是使用会提升血糖的刺激品，是因为亢进型或减退型燃脂体质的人，能量池都是忽满忽干。这些人的能量池下降时，速度很快，从能量漫出来到即将枯竭，中间只需要一点点时间，所以他们必须依赖那些很容易化成糖的食物来快速填补能量池。可以说，这些人的好精神，是靠糖在支撑的。

但是，均衡饮食后，糖分摄取量开始大大地减少。糖不再持续供给，能量池就开始下降。

照理说，能量池下降时身体可以自动取出脂肪燃烧。可是，亢进型燃脂体质和减退型燃脂体质的人，不是胰岛素产量过剩，就是压力激素产量过剩，这两个激素只要一过剩，都会阻碍身体取用脂肪作为能量。当身体不习惯以脂肪作为能量时，只要糖没了，但后备的能量取用不到，在此期间，能量池就总是缺乏，身体就会非常疲倦。但只要能持续进行根治饮食，身体对胰岛素与压力激素的阻抗开始减低，这两种激素的生产量就不会一直那么高。当这些激素的产量达到平衡时，身体就可以使用脂肪作为能量，只要糖一烧完，脂肪就能马上接手，继续填补能量池。能量池中的量因此能达到平稳，这个人就会像有用不完的精力和体力一样，从不疲倦，神采奕奕。

减轻症状的方法

- 清晨补充左旋酪氨酸。左旋酪氨酸是各类交感神经刺激所需的始祖原料，这些激素一足，神经就会有精神。因此，想要早上醒得过来，不用靠咖啡或茶提神，左旋酪氨酸效果更好。剂量按品牌指示，且只于午前服用。左旋酪氨酸如果于午后服用，会影响夜间睡眠。切记，当身体燃脂平衡后，不需要再依靠其他物质来提神时，左旋酪氨酸便可以停用了。

11 消化道修复过程中的胃食管反流、胃痛、打嗝胀气现象

消化症状的恢复反应，是最让人感到困惑的。很多人在进行根治饮食后，最先消除的通常都是消化道症状，也就是本来有胃食管反流、胃痛、打嗝胀气的人，症状都没有了。可是，有时在均衡饮食一段时间后，这些症状不但回来了，而且还会变本加厉。

大部分胃食管反流的成因是食物组合不对。因为进食时摄取的蛋白质份量不足，所以无法刺激专门消化蛋白质的胃酸分泌，结果就是由胃酸掌管胃和肠之间通道的幽门不开、掌管胃与食管之间通道的贲门不关。幽门不开，食物无法进入肠道，如果同时又摄取过量的淀粉，淀粉里的糖泡在胃酸里开始发酵，就会引起胀气打嗝。无法进入肠道的食物，就跟着气体往上跑，经过贲门进入食管，形成了胃食管反流，胃酸就会灼伤食管。

所以，胃食管反流不是胃酸太多引起的，其实是胃酸过少引起的。这就是为什么在进行根治饮食后，饮食均衡了、食物顺序正确了，蛋白质摄取足量，胃酸分泌足够，贲门能关、幽门能开，消化过后的食物就能顺利进入肠道被吸收，胃食管反流与胀气打嗝的症状都会一并消失。

但是，除了饮食不均、食物顺序不对的因素外，胃酸要分泌，也还是要靠一种名为胃泌素的激素刺激。胃泌素的分泌大大地受到肾上腺所分泌的压力激素影响。所以我们才会压力一大，就无法消化，因为压力激素可以关闭胃泌素的分泌。但是，饮食调整后，血糖一平衡，原本疲倦的肾上腺得以休息。肾上腺恢复时会一下功能亢进、一下减退。当它亢进时，压力激素就会生产过量，造成胃酸关闭，也会因此引起胃食管反流。

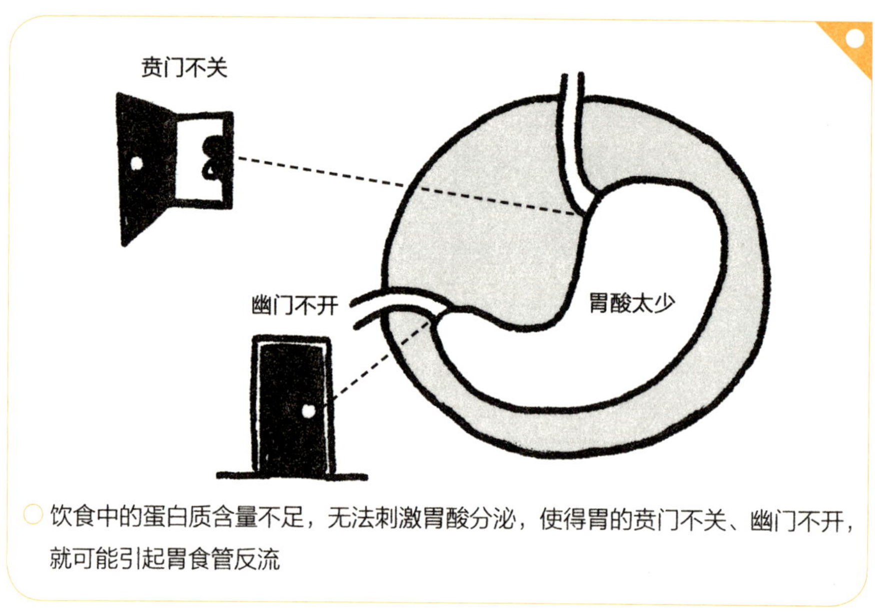

饮食中的蛋白质含量不足，无法刺激胃酸分泌，使得胃的贲门不关、幽门不开，就可能引起胃食管反流

除了胃食管反流外，有些消化症状还会伴随着疼痛。这可能是当初胃溃疡的伤口没有完全修复，在饮食营养均衡之后，就会再度经历修复过程中的发炎。胃部神经组织丰富，如果发炎，就会疼痛。中医也同样有这个说法，痊愈之前，总是会先更糟，之后才可能更好。

减轻症状的方法

1 胃部症状

- 进行消化道痊愈饮食。消化道痊愈饮食是渐进饮食。每餐进食时先只摄取单纯的大骨高汤，高汤中的脂肪和易吸收的蛋白质可以提供消化道修复的原料。当消化道症状消失后，再渐渐加入肉类蛋白质，之后再加入青菜纤维，给消化道时间休息与修复。修复所需的时间需看每个人的症状，因为每一个步骤都要等症状消失才能往下继续进行。

2 胃食管反流

- 补充鱼肝油或亚麻籽油。
- 补充绿藻粉/锭：绿藻粉或绿藻锭都能帮助修复消化道。

12 肝、胆、消化道复原时可能会有口臭

我们都以为口臭只是口腔散发出来的味道，有口臭时，常想靠拼命刷牙、拼命漱口改善，但这么做效果并不大。因为，口臭也可能是从出问题的消化道开始散发的。所以消化道在发炎恢复期间，也可能会出现口臭的症状。

口臭的原因中，常被忽略的一个，是蛋白质没有消化完全。如果胃酸不足，营养元素的消化就会不完全。没有消化完的食物待在温暖的消化道里十几个小时，最后蛋白质就会腐败。腐败蛋白质的味道很难闻，就像在大热天里摆了一阵子的死鱼一样。消化道是一个管道，这个管道中不管哪里有腐败的蛋白质，都会出现难闻的味道。如果这味道从肛门出去，那就是臭屁；如果味道从嘴巴出去，那就出现口臭了。正常情况下，把关胃和食管间通道的贲门，不应该会随便放行，让任何气体或液体从胃回到食管。可是，如果我们的胃里酸碱不对，贲门就会在不该开时依然开放。通常，胃的酸碱不对，最主要的原因就是胃酸不足。胃酸不足，贲门不但大开，而且靠胃酸才能分解的蛋白质也无法消化，形成腐败。这时，口臭就会一阵一阵出现。

另一个口臭常被忽略的原因是胆汁过于浓稠。吃错油或食物组合错误都会造成胆汁浓稠、流动性不高。胆汁流动性不高，就排不出去，一滞留在胆里，就会有味道。不只如此，它也有可能会倒流，如果我们的嘴里总是苦苦的，那就是胆汁的味道。

饮食均衡后，消化道和相关脏器都有时间可以休息和修复，如果身体这有原料能修复，就会出现消化器官的发炎。这时，就可能出现口臭的恢复反应。除此之外，如果食物组合正确，油用得对，新胆汁的流动性变高，它就能将旧胆汁往外推。旧胆汁往外排时，嘴里也会有气味，形成口臭。

另一个口臭恢复反应出现的原因是肝脏调整。在我们朝向平衡型燃脂体质前进时，能量池变得平稳，肝脏不用忙于合成、分解调度能量，因此它可以开始大扫除。肝脏在痊愈时，排毒加速，脂溶性的毒会从胆汁排出，夹带着毒素的胆汁，也常会引起口臭。就像排毒时，尿和屁会特别臭一样。不难想象，腐败的营养元素、身体的毒素，都不会多好闻。不过不管如何，这些物质以气体、液体、固体的形式往外排，都是件可喜的事。

减轻症状的方法

- 补充柠檬水。将柠檬汁加进水中一起喝，柠檬去味的能力很强。
- 用柠檬汁漱口。挤压出来的柠檬汁不兑水，用纯柠檬汁漱口。醋也能达到同样的效果。一般有酒精的漱口水会打乱嘴里的菌种平衡，使口臭更严重。

13 内分泌重新平衡过程中的短期掉发

在所有的恢复反应中，掉头发可能是最让人惊惧的了。头发生长和脱落的过程，都由激素安排，因此，当体内能量调度重整，与能量紧密相关的内分泌系统也跟着重整时，男性与女性激素会突然失调一阵子。男女体内都同时有女性与男性激素，当我们的男性激素不足时，就会引起头发脱落。

健康的人皮肤与头发应该是散发着光泽的。但人体的头发和表层皮肤都有为表皮细胞设计好的死亡程序，表皮细胞会停止代谢、细胞内物质消失，最后形成角质。头发的生命周期，分别为生长期（为时2～6年）、休止期（为时2～3周）与脱落期（为时2～3个月）。这个周期大大地受到生长激素与甲状腺激素的影响。因此当饮食调整后，内分泌系统开始大重整时，头发生长就可能会开始起变化。但只要内分泌系统最后取得平衡，头发生长的状况也就会跟着趋于平稳，这时就会看到头发脱落的部位长出细细的新生毛发。由于内分泌的调整与头发新生，都需要较长的时间，因此，头发脱落的恢复反应有时可长达数月。

不过要注意的是，在能量池平稳以后，新陈代谢速度会变快，掉头发和长头发的速度都会加快，这是正常的现象。所以，头发虽然掉得快，但也因为长得快而没影响到总量，这就不是恢复反应，而是新陈代谢加速的正常反应。

减轻症状的方法

- 不要常常戴帽子。头皮也需要呼吸，不要用帽子闷住。有些毛发脱落较快的人会戴帽子以遮掩，这会让问题更严重。
- 用鸡蛋护发。市面上的护发剂多半含化学成分，有害无益。鸡蛋含有脂肪及蛋白质，是最好不过的天然护发产品。
- 该睡就睡。很多人即使已感觉到睡意却还是迟迟不肯入睡，这会影响到肝脏排毒和生长激素作用的时间。生长激素在睡眠深沉时产量最大，所以不睡觉的小孩会长不高。生长激素直接影响头发生长，所以充足的睡眠对头发保养相当重要。

14 激素大翻转经期可能出现各类改变

月经正常来潮和结束，是女性健康的表征。任何经期间的改变，如突然月经来潮时间变动、月经量改变、食欲不稳定、排卵出血、经血变黑、月经不止、月经不来、生殖器肿胀、腹部肿胀等，都会让女性焦虑。可是培养平衡型燃脂体质时引起的能量池变化，必定会影响到所有内分泌的分解与合成，这时激素会起天翻地覆的变化。女性的月经是由数不清的激素参与完成的，因此，在激素调整时，月经不调常是内分泌剧烈改变最明显的象征。

月经来潮靠的是复杂的激素合作，有些指示排卵，有些调度子宫内膜增生，有些要求食欲增加，以备受精卵成长所需的营养，有些则是负责无受孕情况下，让子宫内膜剥落。它们合作的目的，是为了要让月经出现时不留太多痕迹、不影响女性的生活步调。这些激素各司其职，在不同的时间点达到高峰。但是，如果能量池不稳定，这些激素分解与合成所需的能量就受影响。它们就有可能在不该出现高峰时达到最高峰，或也有可能在应该量大时，无法产生足够的量，就可能会引起停经、食欲忽大忽小、胸部肿胀、经血过量、经期过长、经期青春痘、经痛难忍、情绪波动等症状。

如果我们的能量池趋近平稳，还未进入更年期的女性，若已停经会自然来潮，而原本有的经期症状也都会一一消失。但在食物中的营养密度高，身体有足够的营养元素支撑时，生殖器常会轮流开始修复发炎。这时，女性的腹部可能会肿得被误以为是怀孕了一样；或是生殖器发炎时，月经暂停运行。不只如此，因为激素的影响，食欲有时也会突然出现变化，且当身体排出受伤生殖器陈旧的血液时，可能会有血块变大、血色变黑、经期变长，或不该来潮而来潮的情形。

跟生殖器有关的恢复反应往往耗时最久，因为内分泌系统要重整，就像要把千万条缠在一起的毛线全部打开一样困难与费时。也因为女性每个月都一定会经历内分泌的剧烈变化，所以在能量调整上的脚步，往往要较男性慢好几步。那是因为女性身负养育下一代的重任，因此每个月在调整身体时都必须稍做休息，也因此她们培养平衡型燃脂体质的时间，总要比男性多一些，在饮食调整时也比男生瘦得慢些。但只要激素一恢复平衡，这些症状都会消失。

减轻症状的方法

- 服用离子镁锭。可吞也可含在舌头下，用以放松肌肉，减缓经痛。每4小时使用一次，使用量按品牌指示。症状消失即可停用。
- 进行排毒。月经期间如果有症状，就是激素失衡，过多的激素需要肝脏分解排出体外，大部分的性激素原料是脂溶性的，因此经期如果能吃好油，少甜食，保持肝胆顺畅，减轻肝脏负担，再加上多泡澡、按摩，让循环顺畅，过多的激素就可以顺利分解排出，症状就会减轻许多。
- 支援肾上腺。月经期间作用的激素有许多是肾上腺制造的，因此月经期间支持肾上腺是一件重要的事，早睡、减糖、减压、减少大量运动，都是支持肾上腺最好的方法。因此月经期间饮食更应该减糖，也应该早睡，少做大量运动，做更有效的时间调度，让生活压力减轻。

修复发炎时体重可能因水肿不降反增

想培养平衡型燃脂体质的人，最期待的多半是变瘦，如果在进行根治饮食后，体重不但不降，反而变重，常常会影响要均衡饮食的信心。其实，在身体真正能顺利平衡燃脂前，要走的路很曲折，因此体重不降反增是很普遍的恢复反应。

饮食调整后体重不降反增通常有以下几种原因：

❶ 积水

体内环境在调整时，肾上腺会重整它分泌的激素量，因此，由肾上腺激素主掌的矿物质平衡就会发生变动。就可能发生水肿这项恢复反应。除此之外，身体取得丰富的营养后，该修复的组织发炎加剧，一发炎就会积水。水很重，所以只要体内一积水，体重马上会往上飙。

❷ 长肌肉

调整饮食期间，由于能量趋于平稳，身体不会在能量池突然要枯竭时急着烧肌肉取得能量，这时，身体就有机会重建肌肉，让身体不会摸起来像棉花一样，软趴趴的。但因为肌肉比脂肪密度大，要比脂肪重很多，所以若是在长肌肉时，体重一样会不降反升。

3 误解均衡饮食的比例分配

很多人在开始减糖进行根治饮食时，依旧不清楚什么是高糖食物。所以他们会把甜点减掉，却加入一大堆面包、面、饭、地瓜、豆类等高淀粉食物。也有人在均衡饮食时，拼命加肉加油，却不吃青菜，也不增加水分摄取量，或者未减少糖分摄取。如此一来，饮食依旧不均衡，能量池也无法稳定。这样身体要培养平衡型燃脂体质依旧困难重重，体重一样不降反升。

培养平衡型燃脂体质并非短时间能达成的目标，因为它的效果巨大，所以养成更需要时间和耐心。与其花时间和精力在体重计上，还不如花时间和精力在选择均衡的好食物上。只要培养出平衡型燃脂体质，体重的平衡是必然的结果，在这期间内的体重上上下下，实在无须担心。

减轻症状的方法

1 消炎

- 补充鱼肝油或亚麻籽油。这类脂肪中的Ω_3和Ω_6都是消炎管道所需要的原料。发炎后能有效消炎，那么痊愈过程就能整个缩短。

2 重新检视自己的均衡饮食比例分配

- 确认是否整天补水，进食时是不是一份肉、一份菜，淀粉比例是否在总量的20%以下。

16 肠坏菌大量死亡引起的身体各种反应

一旦我们剧烈地改变自己的食物组合，大量减少饮食中的糖分时，肠道内以糖为主食的坏菌有可能群体大量死亡。因为这些坏菌死去时体表会释出毒素，因此，在它们大量死去时，我们会感受到各种不同的症状。

坏菌大量死去的症状，称为赫氏反应，这是纪念奥地利赫氏兄弟在1895年所观察到的身体现象。坏菌会大量在体内死亡有几种原因：

❶ 糖分摄取减少

坏菌主食为糖，当饮食中的糖摄取量大减，坏菌长期无法取得主食，会开始大量死亡。

❷ 吃杀坏菌类的药物或营养补充品

牛至或大蒜精这类的营养补充品可以杀死坏菌，如果剂量够重，也会让坏菌大量死亡。此外，补充益生菌时，益生菌代谢出来的酸让不喜爱酸性环境的坏菌受不了时，坏菌也会大量死亡。

坏菌死亡时会释放体内和体表的毒素，排出这些毒素需要时间，所以在这期间可能会出现以下的症状：

- 拉肚子、便秘
- 起疹子、全身发痒

- 胀气、打嗝
- 心悸、胸口紧缩
- 疲倦、头脑不清、记忆力无法集中
- 肌肉和关节疼痛
- 焦躁、忧郁、不耐烦
- 头痛、喉咙痛、头晕
- 感冒症状
- 超想吃糖、超想喝酒
- 感觉像醉了一样，或呼出的口气有酒精味（因为其中一种肠道毒素即是酒精）

减轻症状的方法

- 减少益生菌、大蒜丸、牛至丸的剂量
- 摄取大量维生素C（可以询问药剂师）
- 用水灌肠清洗肠道
- 大量喝水
- 大量摄取洋车前子壳
- 补充碳剂。碳的表面有无数的空隙，这些空隙使得它成为有效的过滤物。它不只能有效过滤水中的杂质，它也能过滤空气中由很小分子所形成的气味。在体内，它以同样的方式，吸引毒物，帮助携带毒物排出体外。肠道毒物可以吸附在它的身上，使进入血液的毒物量减少，由此减轻症状。服用剂量按品牌指示。症状一停，碳剂也可一并停用。

17 一吃淀粉、一喝咖啡就不舒服

饮食均衡后，很多人会觉得很奇怪，本来可以吃很多淀粉也不会有身体反应，但现在只要吃一点淀粉，就马上觉得想睡、疲倦；喝一点点咖啡，就睡不着或一直心悸。这些并不是身体变得衰弱的表现，其实它是能量池平稳后的结果。

能量池不稳定时，只要血糖一掉下来通常都会很难过，这时吃淀粉与喝咖啡都可以让血糖升高，及时补充能量池。所以有亢进型或减退型燃脂体质的人，吃淀粉和喝咖啡反而会让他们觉得身体舒服，因为他们是用这些物质把血糖提回平衡线附近。但是，在能量池已恢复到时时都稳定时，只要糖量有波动，能量池都会像经历有感地震一样，让我们觉得身体不舒服。

如果平时我们血糖很平稳，一多吃了淀粉，血糖突然高升，升高的糖代谢后变成酸，让血液变酸，形成酸中毒，症状便是疲倦、想睡。因为身体已经不习惯这样的高糖在血液里了，所以只要糖一多，症状就很明显。血糖平稳后，身体就不需要总是在血糖掉进谷底时把肾上腺拉出来工作，让压力激素泛滥。慢慢地，细胞对压力激素的阻抗就会减低，只要有一点点压力激素，细胞就非常敏感。原本我们喝咖啡时，咖啡因会踢肾上腺一脚，让肾上腺释出压力激素提升血糖。但因为血糖平衡后的细胞对压力激素很敏感，所以一点点咖啡因就会有很大的感觉。压力激素会使心跳加速、呼吸短促，这时我们就能很明显地感受到心悸。

所以，培养出平衡型燃脂体质后，只要任何会影响体内平衡的物质一入口，我们都会变得很敏感。它像一个守门人般为我们的健康把关。这一类的反应其实应当算是恢复血糖平衡后可喜可贺的成果，不能算是一种恢复反应。

18 能量调整导致身体有时过冷或过热

在培养平衡型燃脂体质的过程中，身体的核心体温，也就是在没有活动时的体温，常会跟着变动。有些人会在这段时间突然出现潮热，或突然全身是汗，或夜间盗汗。

这些都是恢复时期的正常反应，因为能量产出时，会伴随着热能，所以，能量调整时一定会影响体温。

我们常常会以体温来判断身体的健康状况。体温可以告诉我们身体是不是正在与细菌斗争，它也可以告诉女性是否正在排卵，量对了时间，我们也可以知道自己的基础代谢率。我们可以用体温判断自己的代谢情况，是因为在新陈代谢这个分解、合成的过程中，能量池都必须参与。而不管能量是由哪一种元素分解后产出的，热能都会随之产生。所以，在人的新陈代谢加速后，由于分解速度变快了，热能产生就跟着变多，体温便跟着上升，不再手脚冰冷。

但是，在达到平衡型燃脂体质前，能量池依旧会不稳定，新陈代谢还是一下太快一下太慢，这时，体温就不容易平稳。常常不是太热就是太冷。因为新陈代谢跟内分泌运作紧密相连，所以，激素的分泌量也会忽大忽小。如果肾上腺在不该亢进时出现亢进，那么当它突如其来释出大量压力激素时，我们就会突然心跳加速；而压力激素为了确保爆发力，必须快速分解体内营养元素，转成血糖，这个快速分解以取得能量的过程，会让体温突然升高。

而人体的体温升高时我们散热最重要的管道便是流汗，所以此时就会突然全身大汗。这类恢复反应出现的时间，常跟着换季时节出现，它持续的时间大多只有数星期。

这个体温不稳的现象在成功培养出平衡型燃脂体质后，就会自动消失。一个有平衡型燃脂体质的人，有能力保持能量池的平稳，因此在不同的环境温度里，他们也都能保持体温的恒定，体温不会忽高忽低。

减轻症状的方法

- 热能生产的变化无法阻挡，但是，如果汗流得多，就要记得多喝水，以补充水分。

19 内分泌调整时引起情绪波动、睡不好

很多人觉得很纳闷，吃得好、吃得均衡后，为什么反而会有情绪波动？为什么反而会开始睡不好？情绪波动、睡不好都和神经有关，怎么会跟饮食发生关系呢？既然情绪和睡眠都跟神经有关，那我们就必须先了解神经系统。

大家都认为快乐、伤心、难过等心理情绪，和痛、麻、痒等身体感觉是不一样的。我们以为痛、麻、痒是身体的感觉，是感官制造出来的，而伤心、快乐则是心里的感觉，是人想象出来的。

其实不然，对身体来说，心理与身体的感觉没有分别，它们的存在都是为了要保护我们的身体与心理界限，所以它们都是在自律神经系统中被制造出来的。

人体的神经系统是由电流在传导信息，而我们吃的食物影响的是激素等化学系统，这两方本是无法互相影响的。但是，人体在下丘脑-垂体间，为它们设了一个转接站。也就是说，情绪能透过这个转接站影响内分泌运作，我们吃了什么，也能透过体内的化学系统影响情绪。所以我们肚子饿时会想发脾气，肚子饿是生理问题，但透过转接站它便会以情绪表达。而人紧张时会冒汗和心跳加速，紧张是心理问题，但透过转接站它就能以胃痛、吃不下等生理症状表达。所以身心其实不分离，神经系统深深受到内分泌系统的影响。

在我们进行根治饮食后，能量池在完全平稳前，跟它紧紧结合在一起的内分泌系统必定会上上下下。内分泌系统一上下，神经系统也马上有感，跟着上下。所以，由自律神经系统掌管的情绪与睡眠生理时钟，就会出现波动和症状。这就是为什么在恢复期间，有时情绪会很亢奋，有时又会很低落，有时极端乐观，有时又极端忧郁；睡眠一下好，一下不好。这类症状多半会持续几星期，但一来就很剧烈，一下子就一星期5天忧郁或5天睡不着，不过，只要是恢复反应，它就会慢慢缩短，变成一星期4天忧郁或4天睡不着。再来是3天、2天、1天，一直到消失。但是，由于它是跟内分泌有关的恢复反应，因此多半是循环式的，也就是在一次症状出现后，过一阵子另一波又出现。要知道它是生病还是恢复反应，就要看后来再次出现的症状，有没有比前次轻微。

减轻症状的方法

1 情绪波动

- 寻求心理医生支持。
- 补充营养补充品金丝桃。在德国，医生开这类草药型营养补充品治疗忧郁症的概率，超过一般西药。使用方式及使用量按照所购品牌指示。
- 支援肾上腺。早睡、减糖、减压、减少大量运动，都是支持肾上腺最好的方法。肾上腺要找回平衡，情绪性的神经类问题才有可能根治。

2 睡眠

- 补充GABA。GABA是能让肌肉放松的一种氨基酸。除了帮助入睡，它也能有效减轻打呼声。服用量请按品牌指示。服用时间则必须自己尝试，因为每个人身体的反应时间不同，有时很快，有时很慢。一般可在下午服用，再视反应把服用时间一直往睡眠时间移动。

- 补充离子镁锭。镁是肌肉放松所必要的矿物质（参见155页）。
- 补充5HTP。

5HTP是色胺酸的转换前身，而色胺酸则是血清素的转换前身，血清素这个体内抗忧郁物质是褪黑激素的转换前身。

褪黑激素是安抚我们入睡的神经传导素。5HTP的服用方式按品牌指示，但服用时间也要视个人身体情况做不同尝试，可以由正午开始，依睡眠反应把服用时间往睡眠时间移动。

免疫系统大反应引发带状疱疹

饮食调整后，可能精神状态变佳，体力变好，一切都往对的方向前进，但却突然出现带状疱疹，或是嘴角长疱疹等，这是病毒引起的免疫系统问题。

带状疱疹或其他类型的疱疹会出现，通常是免疫系统功能下降导致。饮食调整后，肾上腺历经恢复时，常会进入亢进状态。肾上腺一亢进，压力激素就过量。过量的压力激素会将体内深层的免疫力，都调到体表去，为防止我们在跟老虎搏斗时遭受外伤。因此只要压力激素一泛滥，免疫力就会被调到体表以准备杀菌。这时，体内就像唱空城计一般，沉睡已久的病毒就可能出来作怪，出现疱疹这类免疫系统的疾病。

由我门诊的经验来看，饮食调整后带状疱疹就不会反复。而且只要患病时坚持均衡、营养的饮食，带状疱疹发作的时间不会超过1个月。

减轻症状的方法

- 补充高剂量维生素C（请询问药剂师），维生素C能提高免疫力。
- 服用紫锥花片剂，这类草药能提升免疫力。服用剂量和时间按品牌指示。
- 喝高质量的鸡汤，鸡汤里的营养可以让痊愈过程加速。

21 精神疾病患者的恢复反应

原本就有严重精神疾病的病患，常在饮食调整后好转，随后又经历严重的恢复反应。但他们所经历的恢复反应，常常就是他们原本的症状。之所以会有严重的恢复反应，多是因为肾上腺经历发炎所产生的。肾上腺所生产的压力激素并不只是激素，它们也是力量强大的神经传导素。当肾上腺发炎时，这强大的神经传导素会打乱其他神经传导素的运行。因此，原本忧郁的会更忧郁，原本焦躁的会更焦躁，原本就精神分裂的，精神分裂就会转严重。当肾上腺发炎时，不只神经传导素会大乱，体内的矿物质调度和去留也会出现混乱，其中如果钾离子流失过多，便会出现精神疾病的症状。

这些症状大部分一来就很猛烈，常让重新燃起希望的家人感到非常失落。肾上腺急性发炎多半会持续一星期到两星期不等。跟所有的恢复反应一样，它每次重复出现时，都应该比上一次的时间短，且症状会比上一次轻。

减轻症状的方法

- 补充离子钾。如果验血时查出矿物质钾过低，医院应该也会给患者服用离子钾。
- 补充鱼肝油。肾上腺发炎是痊愈的必经之路，补充鱼肝油可以让消炎加速，使得痊愈加速。服用剂量依品牌指示加倍。切记，鱼肝油必须随有油的食物服用，要不然胆汁出不来，无法分解吸收，吃了也是白吃。

- 补充啤酒酵母菌。有精神疾病的人多半严重缺乏B族维生素，啤酒酵母菌中的B族维生素很全面，又很容易吸收。服用剂量依品牌指示加倍。症状停止后便可调整回品牌指示的剂量。服用时间没有特定。
- 补充维生素C。压力激素要顺利转换，靠的就是维生素C，因此，肾上腺在发炎时，维生素C会流失得特别快。依品牌指示每天加倍服用至患者拉肚子。症状停止后便可调整回品牌指示的剂量。
- 一致行为管理。大部分家中有精神疾病患者的人，因为了解患者的行为是因病产生的，所以处处忍让。但是，这对患者并不好，因为不管患者有没有意识，行为受到鼓励会重复，受到惩罚便消失的原则依旧不变。所以，全家应讨论好病人什么样的行为应得到什么后果。记着，给予注意力多是最大的鼓励、移除注意力多是最大的惩罚。达成共识后，全家的反应一定要一致。因为，如果患者对一个家人做一件事，得到A反应，但对另一个家人做同一件事却得到B反应时，他会很没有安全感。如果他无法预测环境的反应，反而会让肾上腺更累、发炎得更厉害。

燃
脂力 /

Chapter 5

根治饮食法的食物组合示范

是杂食，不是肉食

人并不是肉食动物，也就是说，蔬菜在我们的饮食中占了极重要的地位。所以，吃肉也吃菜的人，与其称自己为“荤食”者，不如称自己为杂食者。蔬菜是肠道益菌的主食，因此，在我建议的食物组合中，早、中、晚餐都可以见到蔬菜。

这里所有的食物组合，都遵循着两大基本原则，一是血糖平稳，二是高营养密度。食物组合力求不冲击血糖，食材搭配上则力求高营养密度，也就是说，每吃一口都要取得最多的营养。

1 均衡饮食的概念

均衡就是刚刚好的意思，它并不代表这个不可以吃、那个不可以吃，而是今天这个多了，就那个减一点；那个少了，就这个加一点。所以，均衡的目的并不是要掌控，而是在不失衡的情况下取得弹性。有了这个概念再来搭配食物，就不会被拘束，而是海阔天空、组合千万。

依据这个概念，基本上我们应该什么都能吃。比如，今天这餐如果已经吃了一碗面，面是淀粉，有糖，那么这一餐就不应再搭配甜点。但是，如果这一餐是生菜包肉，并没有淀粉，也就是没有糖，那么这一餐就可以再搭配一点甜点。或者，今天这餐已经吃了面，面是精致加工过的淀粉，那下一餐就换一个天然没有加工过的淀粉，如地瓜。或者，这一餐已经有吃淀粉，那搭配水果时就要少量。如果餐后想多吃一些当季的好吃水果，那一餐就不要吃淀粉了。

很多人为了减肥而控制自己的食量，这就是用脑吃饭不是用身体在吃饭。想吃多少，应该是由身体决定，不要硬性控制，否则能量永远无法回到平衡状态。我们可以掌控的是食物的组合，只要组合对，量大量小都不会冲击血糖，也因此不会打扰到能量池的平稳。

所以每一餐只要有一份青菜、一份肉，淀粉不超过20%，依这个比例，量可大可小，看那一天掌控食欲的激素要求。但如果我们总是将营养密度高的食物往身体里送，也总是送得足量，当身体满足了，食量自然就开始缩小了。那时再按着一样的食物比例，减少分量即可。

2 每一种食材都要轮着吃

有些实行根治饮食的人，食物比例虽对，但却天天吃一模一样的食物。食物不轮替，最大的风险就是营养元素摄取不全面。一直吃一样的食物，就一直吃到同样的营养元素，最后没摄取到的就产生匮乏。比如天天吃鱼，却不摄取贝类，鱼的营养丰富，但它的碘、锌含量都不足，这就是这个不吃、那个不吃，会挑食的人，身体总是会虚弱的原因。

3 水果要在均衡的餐后

吃水果的时间和量，要比照任何会冲击血糖的食物的吃法。很多人不知道水果含高糖，水果很甜，甜味的来源就是果糖。一根中等大小的香蕉就含7～8颗方糖的糖量，而一个苹果也至少有5颗方糖的糖量。因此，水果一定要在均衡的餐后立刻吃，不能单独当零食吃。

水果的量不需要多，就已足够提供人体所需的营养。水果如果吃太多，很可能会让原本是均衡一餐的血糖波动。吃两根香蕉就等于吞了14～16颗方糖，那么多糖，整餐的糖量必定超出均衡值。

许多人把水果放在餐前吃，是为了取得水果内的酵素，这样做，必定冲击血糖。其实，我们的消化酵素是胰脏释出的，多半是以蛋白质为原料制造的。如果血糖平稳、各类营养元素均衡摄取，胰脏不会因为大量制造胰岛素而疲倦，消化酵素没道理会不足，也不必从外摄取。

4 早餐是一天中最重要的一餐

现代社会工作繁忙，大家早上常赶着出门，因此早餐多半是三餐里最草率的一餐。但是，对身体来说，因为整夜没有进食，从能量调度的需求上，早餐其实是最重要的一餐。光只是不吃早餐，对身体的危害还不那么大，但如果一早就吃错，譬如喝杯咖啡了事，或吃片面包解决，这样还没出门血糖就已经过度波动了，想培养平衡型燃脂体质，何其难。

想培养平衡型燃脂体质，食量一定要配合活动量，就像汽车加油一样，跑的远就多加一点油；跑的距离近，就少加点油。因此在餐餐均衡的前提下，早餐应该要丰富且足量。从结果来看也是如此，早餐吃得最丰盛，中餐第二丰盛，晚餐吃得最少的人，身材也会一样上丰盈下纤瘦。而那些早餐乱吃、中餐随便、晚餐才想到要大快朵颐的人，身材也就上平板下肥胖。

早餐不草率进食，但能快速解决的方法还是很多。或包、或卷、或夹，也可以放进闷烧罐里带进办公室吃，罐里有肉有菜，只要淀粉不过量，都可以填饱肚子，提供身体迫切需要的营养元素，让你一早就精神饱满。

5 不要让咖啡因冲击血糖

台湾的咖啡，咖啡因多半极重，所以必须特别注意。咖啡因是刺激品，可以直接影响肾上腺。咖啡因一重，就表示它能重重地踢肾上腺一脚，把大量的压力激素踢出来。压力激素一出来，血糖就要上升。因此，喝这种咖啡再配上甜点，常会震荡血糖。如果喝的是这种高含量咖啡因的咖啡，最好只喝expresso cup的量，也同时减少甜点的量。或者，可以找咖啡因含量不高的饮料搭配甜点。

6 选择正确的零食

很多人到了下午，肚子一饿，就找面包、蛋糕、饼干之类的甜食当下午点心吃，其实可以当作零食的食物非常多。台湾有很多质量很好的罐头食品，不含防腐剂、色素，可以当作很好的零食。例如番茄沙丁鱼罐头里的沙丁鱼，连骨带皮都可以一起吃，沙丁鱼本身已极富营养，再加上皮和骨，对骨骼与皮肤的帮助就更大。这样的原形食物比一块面包不知道要营养多少，更不用提它不冲击血糖的特性了。可是，我们现在却很少利用这些营养丰富的肉类罐头了。零食已快变成加工食品的代名词。想吃到营养的好零食，可以往记忆里去搜索，找找古早味的电影院零食，鸡翅、猪耳朵等，都是很好的零食。

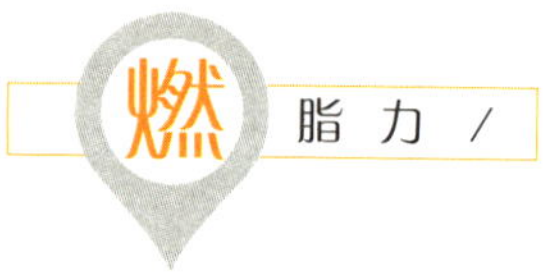
燃
脂力 /

如何使用食物组合示范

● 食物组合的比例

在全彩的食物组合照片里，除了各类要注意的事项外，可以很清楚地看到食物的比例——淀粉量对肉量应该要多少？一碗面配上肉的面量和肉量各多少？稀饭的饭量与肉量比例是多少？ 青菜该吃多少？这些，都可以在照片里很清楚地看得出来。但是，这只是食物组合的比例，不代表该吃的食量。

● 听从自己的身体

如果食量小些，就按同等比例减少整餐的份量；如果食量大些，就按同等比例增加整餐的份量。食量一定要听从自己的身体，而不是脑。不是想着少吃两口，而是慢慢吃，只要身体感觉饱了，就该放下筷子了。

● 在外吃饭者的选择

这些食物组合，对在外吃饭的人也很方便使用，可以依各类餐点所标示的比例，在餐厅点餐时做较好的选择。例如点意大利面时，一餐中面的比例应占多少？肉量应占多少？青菜应占多少？以后在外点餐时，便可以自行在进食的时候，或点餐时做调整。没有时间做菜，并不表示没有选择。在外吃饭，依旧可以选择食物组合与比例正确的餐点享用。如果在外吃饭的人，都以钞票当选票，去投那些使用实在好料的餐厅，那这样的餐厅就只会愈来愈多，在外吃饭的人的选择也因此会愈来愈多。

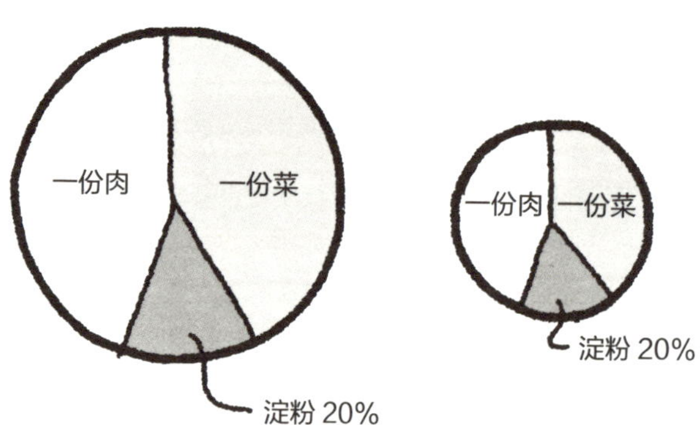

○ 一份肉、一份菜，淀粉占总比例 20%，就是均衡的一餐。食量依各人活动量及生活习惯不同决定，若食量小，就等比例少吃，食量大；就等比例多吃。千万不要再另外配饭、面。

- 食材多轮替

各个食物组合，都附有替换概念。方便大家按着同样的蛋白质、青菜、淀粉比例，以不同的食材替换烹调，寻找做菜的灵感。过去人类的食材种类多达四千多种，现代人的一般食材种类却缩减为不到四百种，摄取的食材一减少，营养元素的多元摄取就会受到影响。这里收录的食物组合，是以比例与食材搭配为教育目标，但它变换的可能性不局限于此。如果我们能在均衡的前提下，多多摄取平日较少接触的食材，如内脏、各式贝类海鲜、发酵食品等，食材多轮替，营养元素就能均衡且全面，体内运作需要的原料，就不会匮乏，健康也就有保障。

● 每一餐都适用

所建议的食物组合中，因为每个组合都是均衡的一餐，所以，各个都可以当成早餐、午餐、晚餐享受。就看使用者的需求、方便度。我自己做菜，常是前晚的剩菜挪至早餐换个样子，例如晚餐剩下的肉类，到了早餐，做成卷饼、夹馒头、面包等，又是一道新的菜。

只要搭配不同的蔬菜，就变成了不同的一餐。但不管如何变形，只要符合比例，就是均衡的，可适用于每一餐。

● 家常料理

大部分的食物组合并没有附做法，因为这些菜的做法到处都找得到，但食物组合及比例却只有这样呈现大家才能真正理解。这就是为什么大部分收录的料理都是日常家庭中最熟悉、最常做的，如此一来，食材的购买和做法都不难取得。素食部分，为确保血糖不波动，是颠覆原本大家习惯的素食食物组合，是较新的料理方式，所以附了部分做法。

杂食食物组合

稀饭套餐

煎鱼稀饭套餐

地瓜稀饭、煎鱼、时蔬、番茄炒蛋、豆腐乳

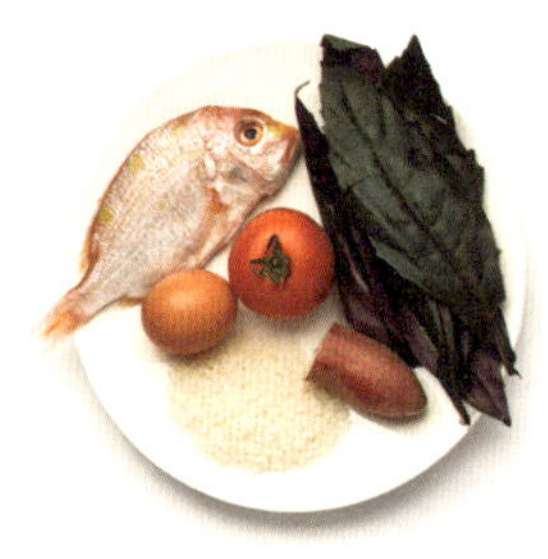

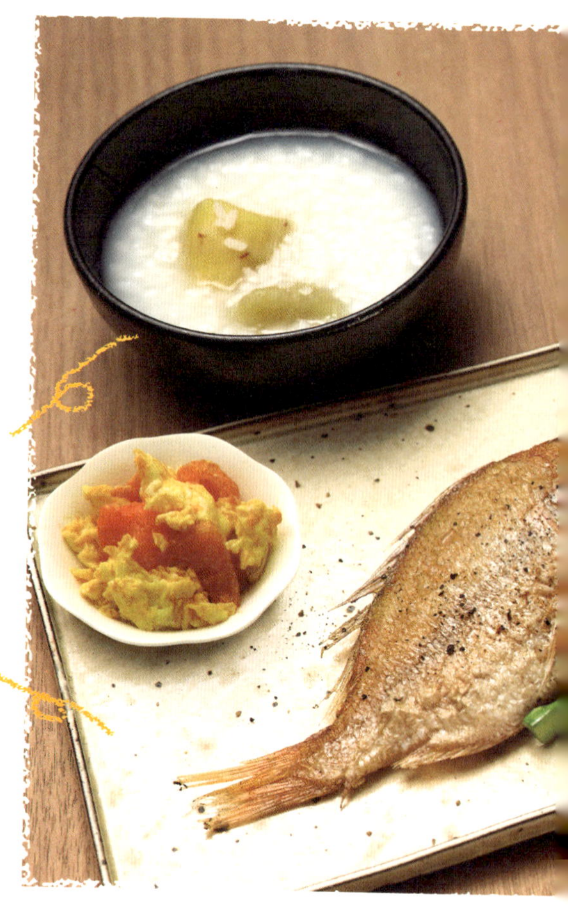

- 稀饭不一定要用白米去煮，像糙米、五谷米、黑米、紫米，愈多颜色的米，营养愈丰富。或者可加入地瓜、南瓜、芋头，让纤维代替米中的淀粉。
- 已煮烂的稀饭，在消化道里化成糖的速度有时比巧克力蛋糕化成糖还要快。所以跟着稀饭的食物组合，都最好有两种蛋白质来源。
- 如果主要肉类本身已经够油，那么兼配的蛋白质可以是植物性的，如豆腐干、花生等，或没有也可以。但是，如果主要肉类本身并不油，像里脊肉，则配上的蛋白质最好是动物性的，或是蛋。

替换概念

1. **韩式肉稀饭套餐**（稀饭、韩国泡菜炒五花肉片、好油炒时蔬、花生米、纳豆）
2. **白斩鹅肉稀饭套餐**（稀饭、白斩鹅肉、好油炒时蔬、盐曲酱菜）
3. **咸蛋蒸肉稀饭套餐**（稀饭、咸蛋蒸肉、好油炒时蔬、台湾泡菜）
4. **卤牛腱稀饭套餐**（稀饭、卤牛腱、好油炒时蔬、咸鸭蛋、韩国泡菜）

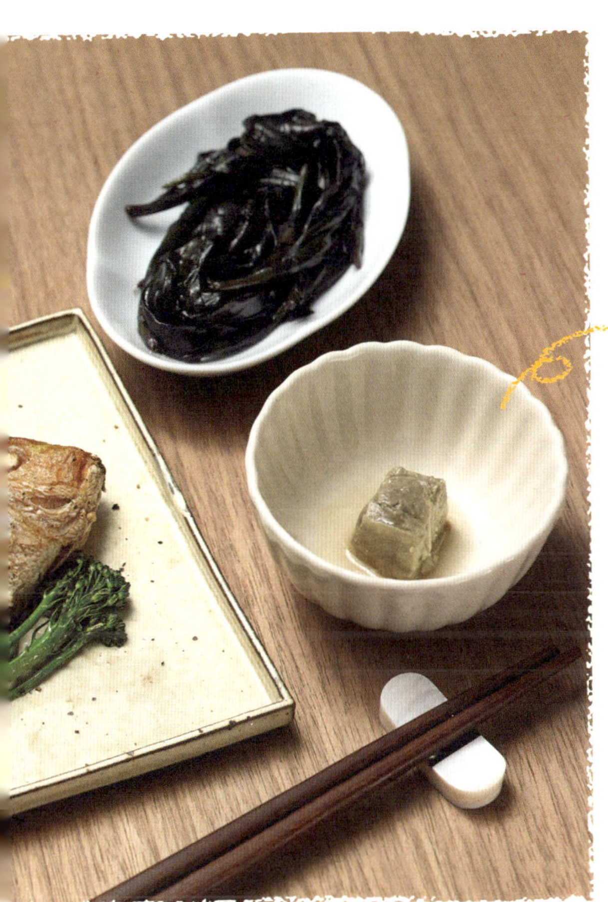

- 发酵食品如豆腐乳、纳豆、味噌、盐曲中，充满美好的益生菌，它们不但能去除豆类中的植酸，且它们同时能代谢出丰富的维生素，所以用它们腌肉，或腌渍食物，食物会产生丰富的风味。
- 肠坏菌的主食是糖，所以如果一餐中有会快速分解成糖的淀粉，在同餐中摄取此类发酵食品，有抑制肠坏菌的作用。最好抑制坏菌的方法，就是让好菌的代谢物去创造不适合坏菌生长的环境。

油品建议

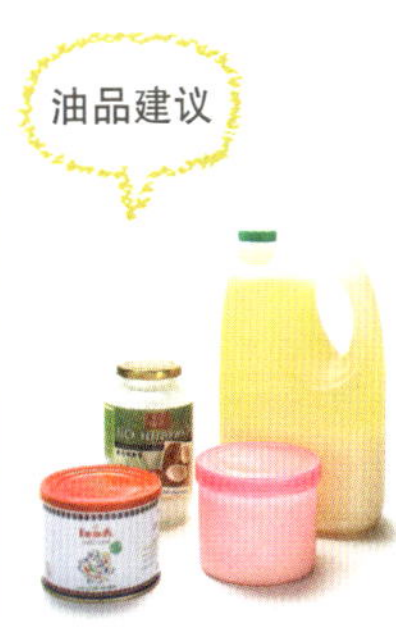

橄榄油、麻油、苦茶油等都必须置暗瓶中储存，这些怕光、怕热和怕氧的油，不适合高温热炒，只适合低温炒或凉拌。如果料理中含大量水分，如麻油鸡、烤蔬菜等，因为油跟着水不会超过沸腾点，因此也可以使用这类油。想高温热炒或油炸，必须使用稳定的油，如椰子油、棕榈油、奶油、印度精炼奶油、猪油、鸡油，及其他动物性脂肪。

中式简餐

牛肉炒饭

牛肉片、番茄、蛋、时蔬、饭

• 炒饭是中国菜里最简易能收罗各种剩菜的料理了，但是一般炒饭的饭量都太多。炒出来的饭，应该能清楚地看到好料，饭只是个搭配、承载、调味的好工具而已。

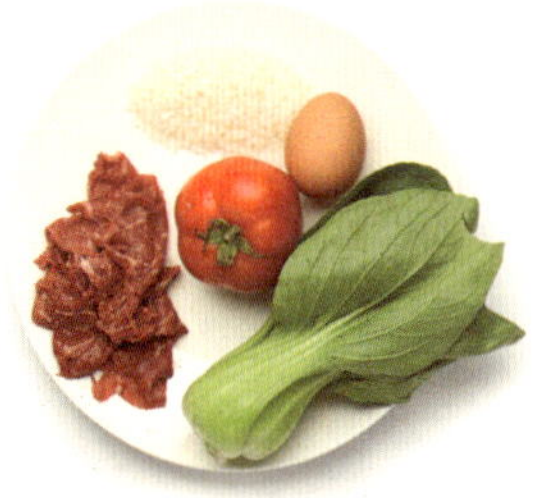

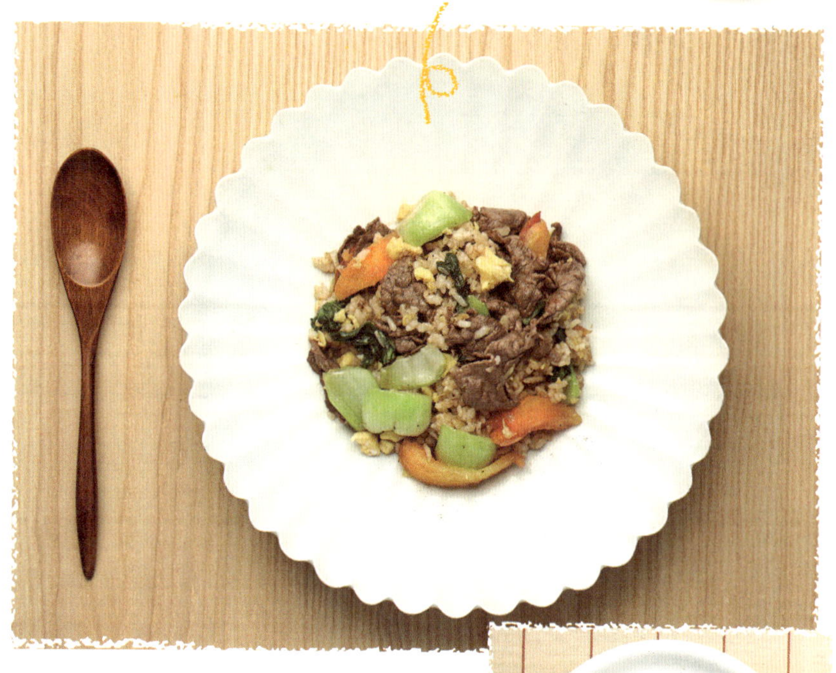

替换概念

1. **鸡腿饭**（鸡腿、时蔬、饭）
2. **排骨饭**（排骨、时蔬、饭）
3. **煎鱼饭**（煎鱼、时蔬、饭）
4. **焗烤白酱猪肉饭**（猪肉、青豆、白酱、奶酪、饭）

西式简餐

果酱烤鸭

鸭腿、芦笋、蘑菇、红黄椒、意大利面、果酱酱汁

- 点西餐时，不要以有没有搭配饮料、甜点，有没有搭配餐间清爽饮料之类的花样，来判断餐点是否值回票价。这些花招，只会增加血糖震荡的机会，并没有提供实在的营养，更不会帮助我们迈向平衡型燃脂体质。
- 点餐时，要先判断肉量是否足够，再搭配蔬菜。宁可点实在的德国猪脚加沙拉，没有饮料、没有甜点，也不要点加一大堆花样、淀粉，却只有一小块肉的餐。

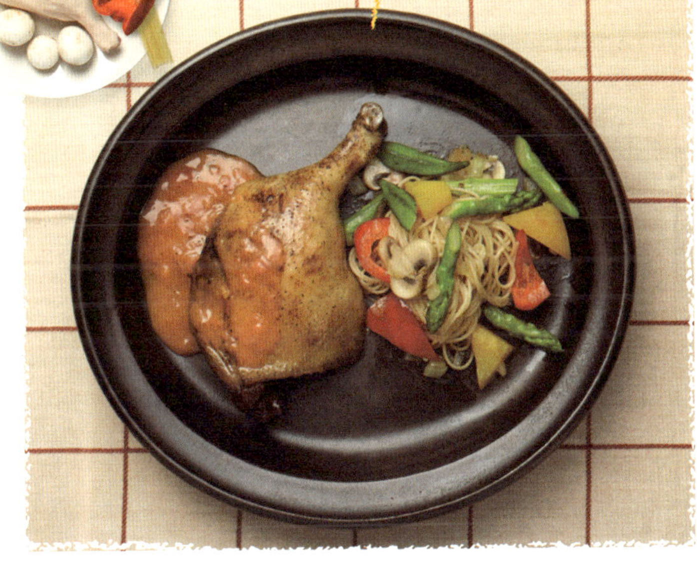

Tips

- 各式果酱与禽肉很搭配。果酱酱汁很好做，选择想搭配口味的果汁加点糖，一直煮到浓稠，直到沾在汤匙背上的酱汁用手指一画会出现一条线时，就是对的浓稠度。

替换概念

1. **蘑菇猪排**（猪排／无淀粉外包、蘑菇酱、花椰菜、意大利面）
2. **咖喱鸡排**（鸡排／有淀粉外包、咖喱酱、生菜沙拉、小面包）
3. **照烧鳕鱼排**（鱼排／有淀粉外包、照烧酱、茭白、小团饭）
4. **黑啤酒德国猪脚**（猪脚、黑啤酒酱汁、德国酸菜、小面包）

中、西式奥姆蛋

番茄沙丁鱼奥姆蛋

番茄沙丁鱼罐头、
蘑菇、奶酪、蛋、
半片涂奶油的吐司

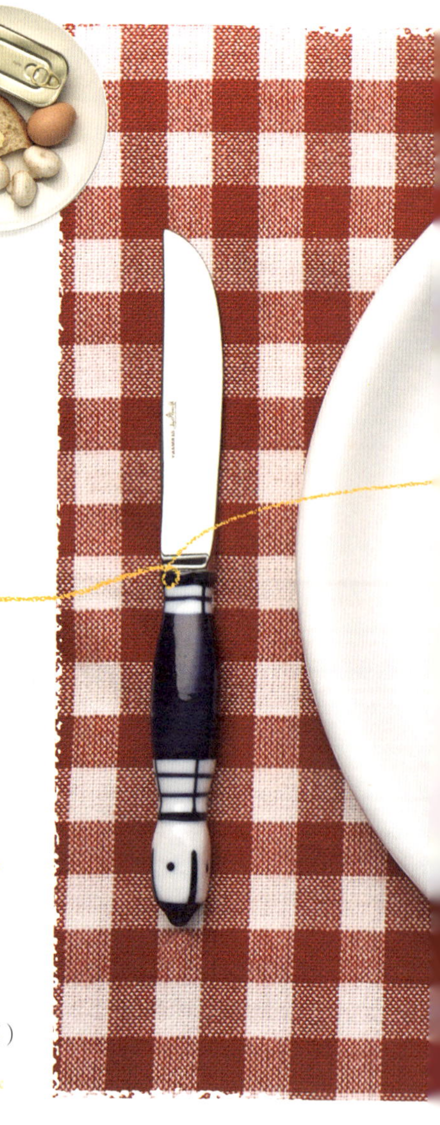

• 各式中西菜肴中，有许多是为消化剩菜而发展出来的，奥姆蛋就是其中一种。蛋是上天赐予人类最好的礼物，因为它的营养元素最全面均衡。

• 奥姆蛋里包的食材如果是丰富的蛋白质与脂肪，就还能配上抹了奶油或果酱的小面包，或半块吐司。若是中式奥姆蛋，也可以将煮熟的粉条、米饭、凉粉等包在蛋中。不管中式还是西式，它都是赶时间上班族的早餐圣品。

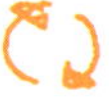 替换概念

1. **韩国泡菜奥姆蛋**（蛋、牛肉、韩国泡菜）
2. **鸡肉奶酪奥姆蛋**（蛋、鸡肉、奶酪、时蔬）
3. **鸭丝酸菜奥姆蛋**（蛋、鸭肉丝、东北酸菜丝）
4. **鹅肉姜丝奥姆蛋**（蛋、鹅肉、姜丝、台式泡菜）

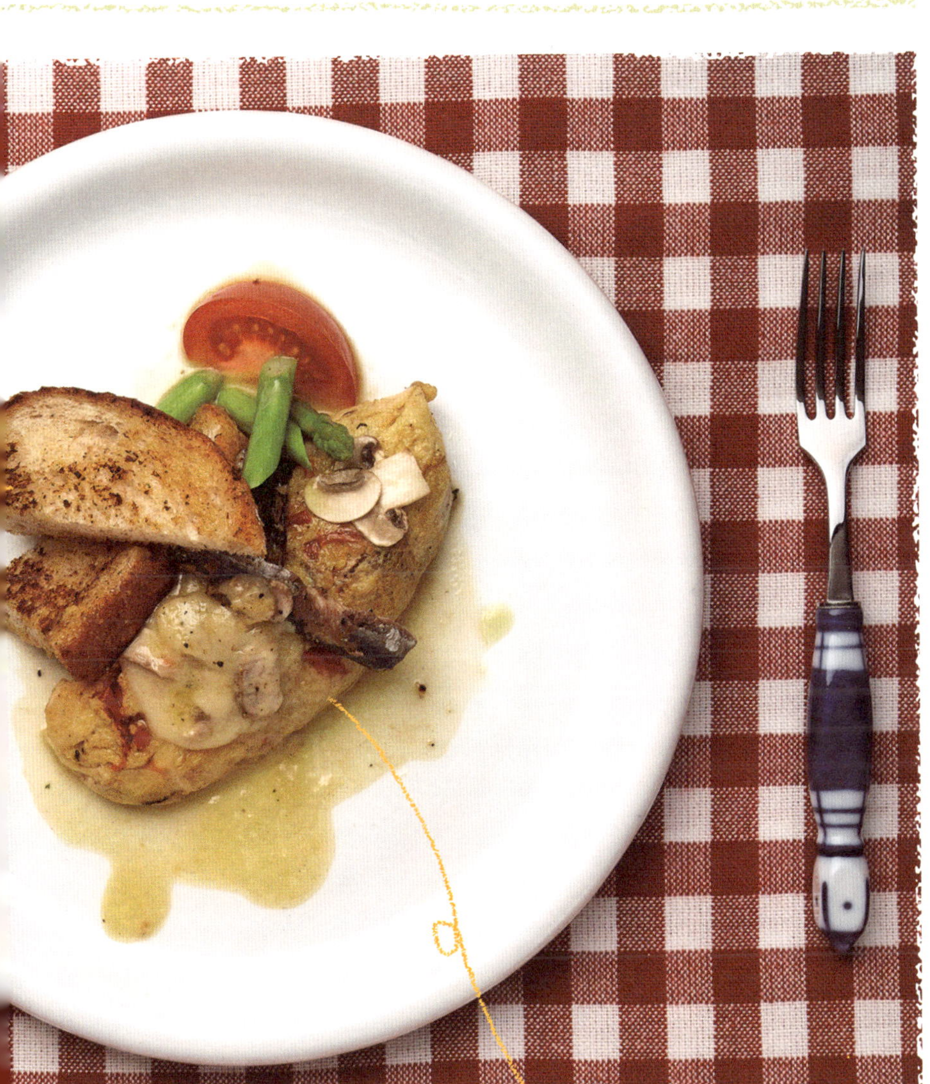

Tips

• 在选购肉类罐头时，一定要记得检查原料/成分。番茄沙丁鱼罐头，就只有番茄和沙丁鱼。选购其他架上产品的原则也是一样，只要有看不懂的成分，就不要买，因为你看不懂的，身体也一定不认得。

• 若在蛋中加一片奶酪，它就是西式奥姆蛋，若添一小匙豆腐乳，它立刻就成为中式奥姆蛋。

汤面

火锅肉汤面

大骨高汤、火锅肉、
时蔬、面

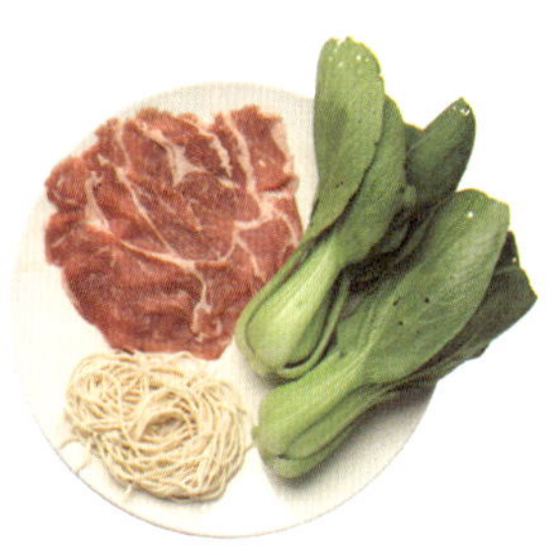

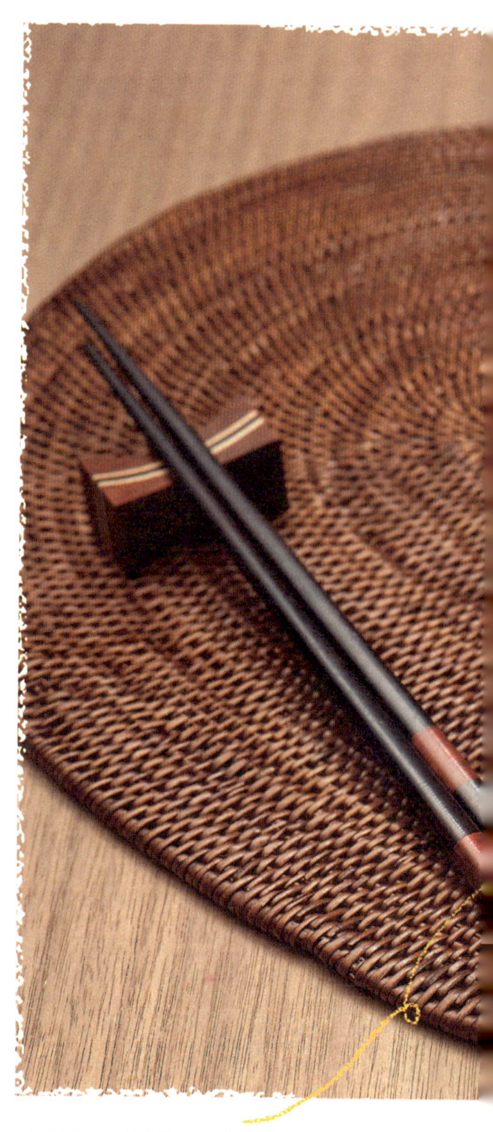

- 煮汤面的汤底一定要用以传统方式熬炖的高汤，不要用汤块或浓汤包制作的汤。传统方法熬制的各类高汤，充满丰富的矿物质，因为水在人体里是由矿物质带进带出，所以高汤有亲水的特性，能够帮助消化。
- 从各类骨头中熬煮出的汤，也包含了丰富的脂肪，能承载脂溶性维生素D，有效帮助肠胃吸收高汤里的矿物质。且脂肪内所含的其他脂溶性维生素A、E、K，对肠道表皮健康有极大的贡献。这就是高汤里的油，不可随意捞出的原因。

替换概念

1. **海鲜荞麦面**［高汤、海鲜（虾、贝）、竹笋、时蔬、荞麦面］
2. **韩式鱼头汤面**（高汤、鱼头、韩国泡菜、面）
3. **什锦米粉**（高汤、猪皮、碎肉、蛋花、玉米、小银鱼、时蔬、米粉）
4. **酸菜猪肠面线**（高汤、猪肠、酸菜、面线）

- 面是加工过的精制淀粉，它冲击血糖的能力极大，所以在吃汤面时，更需要靠高汤里的脂肪，帮助减缓面分解成糖的速度。

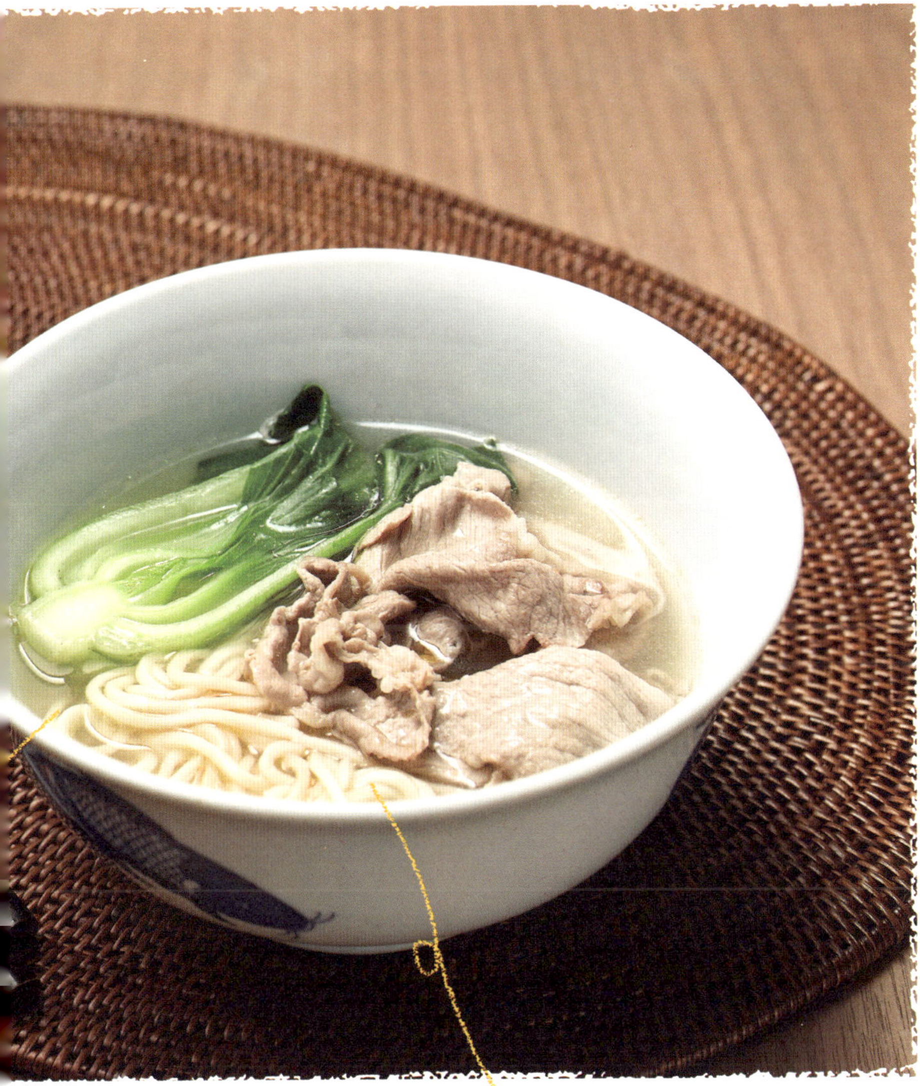

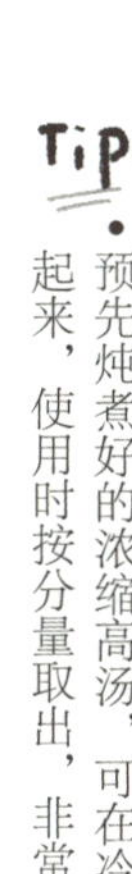

Tips

• 预先炖煮好的浓缩高汤，可在冷却后用冰块盒冷冻起来，使用时按分量取出，非常方便。

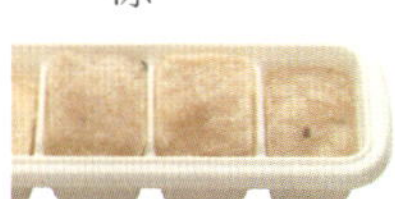

• 面条这类加工的精制淀粉，化成糖的速度比用奶油做的巧克力蛋糕更快，所以一定要考虑汤面中所搭配蛋白质的脂肪含量。比如虾的脂肪含量不高，所以与它搭配的面，升糖指数最好低一点，如以荞麦面取代白面。除此之外，打一个蛋入汤面中，也能帮助减缓面转化成糖的速度。

意大利面

肉丸意大利面

意大利面、猪肉、牛肉、菠菜、番茄酱、奶酪

• 主餐中如果有淀粉，就不能再搭配餐后的甜点及咖啡，不然此餐中的糖分含量一定超标。

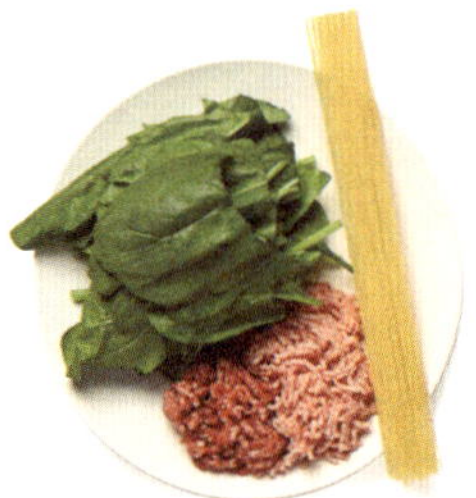

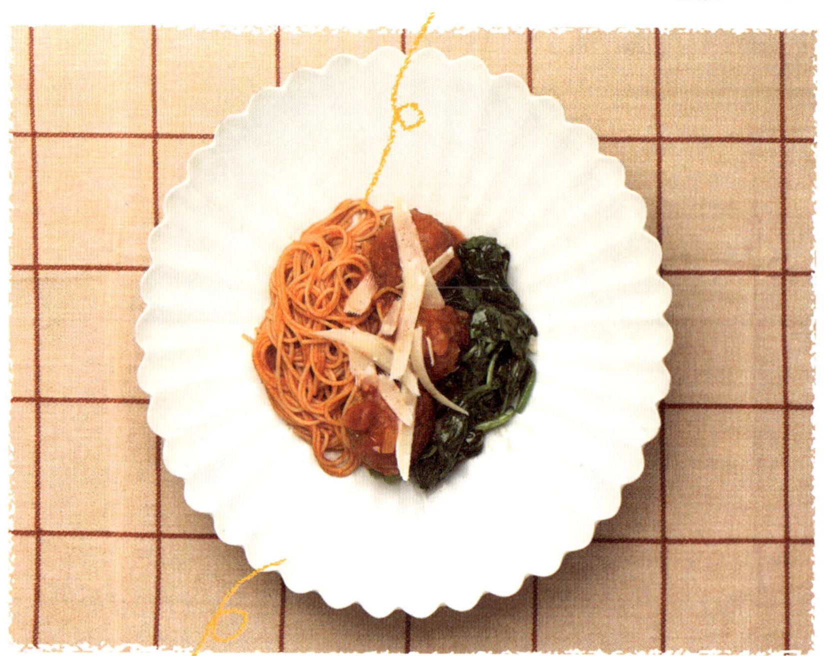

• 餐厅里提供的意大利面，面条的份量通常都过量。因此，外食选择意大利面时，面不能全吃完。

• 与意大利面搭配的蛋白质所含的脂肪量一定要高。若是搭配虾、贝、鱼这类脂肪量不高的肉，所搭配的酱汁就一定要是以高质量且足量的脂肪制作的，不然血糖平衡一定不保。

替换概念

1. **蛤蜊干贝意大利面**[意大利面、蛤蜊、虾仁、干贝、甜豆、香料alfredo酱（奶油+cream）]
2. **鱼排意大利面**[意大利面、鱼排、大叶蔬菜、罗勒青酱（罗勒+松子+橄榄油）]
3. **鸡肉蘑菇意大利面**[意大利面、鸡肉块、蘑菇、蘑菇酱（奶油+蘑菇泥+全脂奶或cream）]
4. **培根奶酪通心粉**（意大利面、培根、绿花椰菜、三种奶酪、奶油、酸奶油）

汤品

罗宋汤

牛腱或牛其他部位、胡萝卜、番茄、芹菜、高丽菜

- 炖煮的汤底本身就充满了丰富的营养，这些营养能有效帮助汤中食材被吸收，因此，有肉有菜的汤，本身就可以是均衡的一餐。
- 与肉品一同炖煮的根茎类蔬菜可以同时提供我们需要的淀粉与纤维。且这些淀粉，多是原形未加工过的淀粉，与属于精制面粉的面与面包不同，它们依旧保有丰富的营养元素。

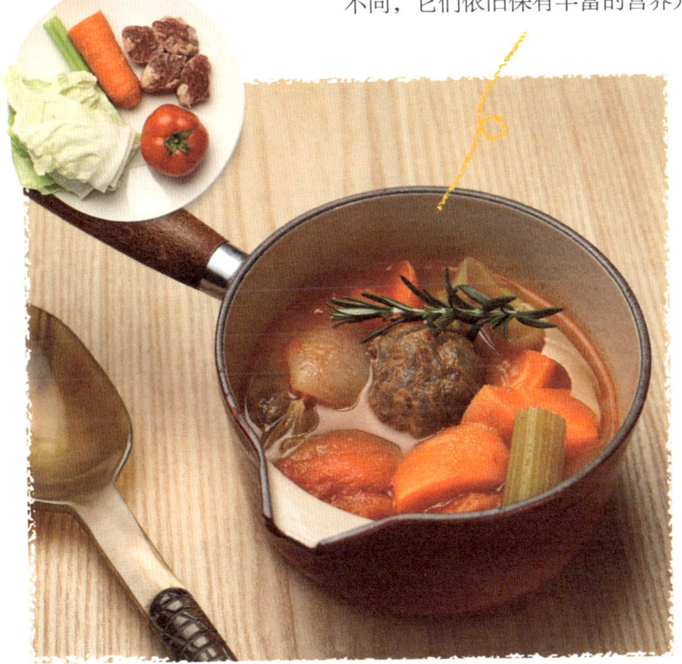

Tips

- 把做好的肉汤煮开，放进闷烧罐中，里面再打一个蛋与加一小把青菜，盖罐，等到要吃的时候，一切都刚刚好。可以当早餐、中餐，或晚餐，外出均衡饮食非常方便。
- 我们所需的营养不但要均衡，而且要全面，动物身上的每一个部位都应是食物的来源，所以，内脏、瘦肉、肥肉都要轮着吃，最能确保营养元素的均衡与全面。

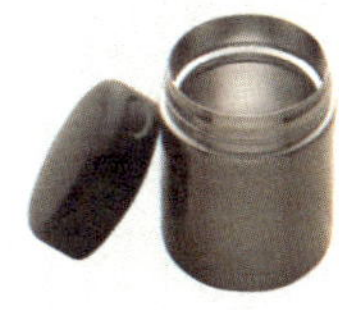

替换概念

1. **蛤蜊马铃薯巧达浓汤**［高汤、蛤蜊、马铃薯、奶酪、全脂奶（起锅前勾芡）］
2. **鲑鱼玉米浓汤**［高汤、鲑鱼片、玉米、大葱、全脂奶（起锅前勾芡）］
3. **酸菜猪肚汤**（高汤、猪肚、酸菜、白萝卜）
4. **墨西哥chili汤**［高汤、猪牛碎肉、番茄、青椒、洋葱、黑豆（起锅前勾芡，享用前加一匙全脂酸奶油）（面糊勾芡的做法见209页）］

三明治

猪排三明治

一片面包、蛋、小猪排、生菜、番茄

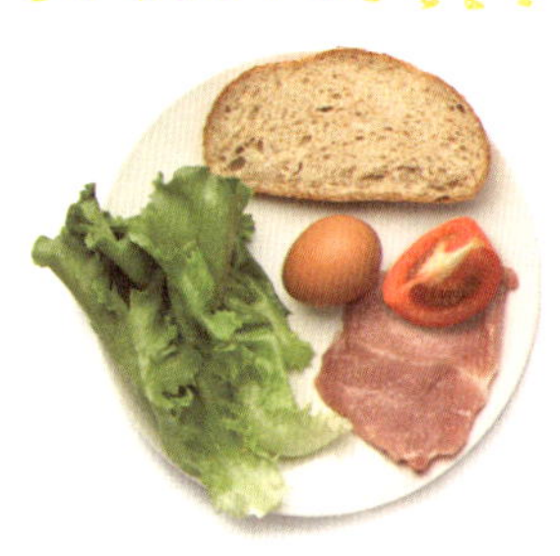

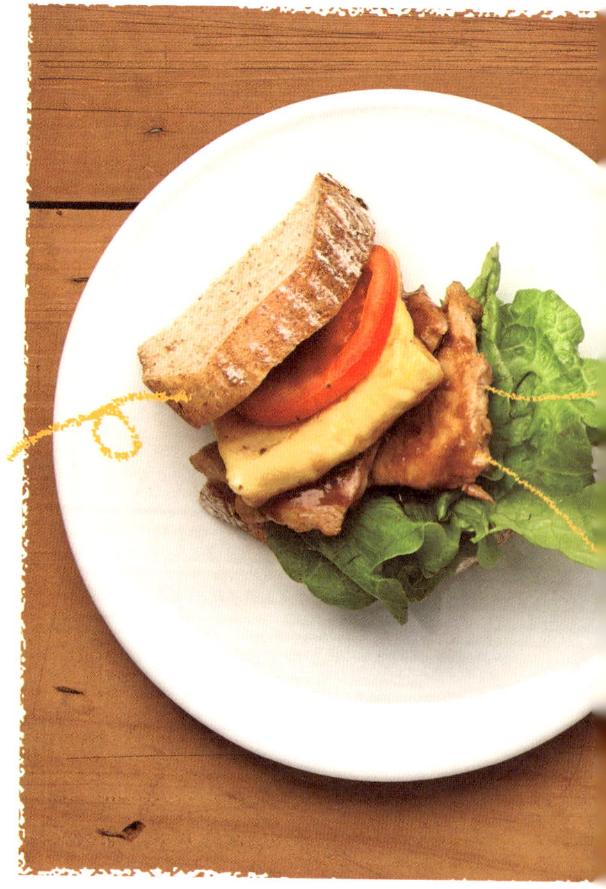

- 面包不管是不是以全麦、杂粮为原料烘焙的，都是加工食品，不只营养元素不足，且加工次数越多，冲击血糖的能力愈高。但是，制作原料纯净，使用好油（如猪油、奶油、椰子油等）做的好面包，可以是承载脂肪与蛋白质最好的伴侣。因此，除非它搭配肉类中的脂肪含量足够，否则吃三明治时，最好只使用一片面包。外食点餐时，也可以问问老板可不可以把三明治的面包改成生菜去包。
- 一片涂满了奶油的面包（或其他脂肪）单吃，不能当成一餐，因为营养元素如纤维素、蛋白质等依旧不足。

替换概念

1. **汉堡肉三明治**（一片面包、蛋、猪肉饼、小黄瓜、番茄）
2. **火腿奶酪三明治**（一片面包、火腿、奶酪、德国酸菜）
3. **鲔鱼三明治**（一片面包、鲔鱼罐头、青豆胡萝卜鸡蛋沙拉）
4. **虾仁炒蛋三明治**［（一片面包、虾仁炒番茄蛋）（均可选择自己喜爱的酱料搭配）］

- 单元不饱和脂肪酸高的油，如橄榄油、麻油、苦茶油等，虽不宜煎炒，却最适合用来做三明治的抹酱。这些脂肪如果是用冷压、装暗瓶、远离热源的方式保存，它们在室温下是液态的特性，让它们成为好涂、好拌酱料的完美食材。

- 制作酱料时若经常同时使用坚果作为酱底，就能以最安全的方式摄取到多元不饱和脂肪酸。如此一来，酱料轮着用，再加上煎炒时所使用的饱和脂肪酸，就可以确保我们能全面摄取到多元、单元不饱和脂肪酸，以及饱和脂肪酸。

- 三明治中的抹酱，或拌沙拉的沙拉酱，常用油+酸搭配，如番茄酱配美奶滋的千岛酱，还有黄芥末酱配橄榄油等。这样的设计是为了补充这类食物不足的脂肪，增加风味，同时还帮助消化。所以只要加的酱对，三明治和沙拉吃起来都不会干。

Tips

- 多数市面上所卖的现成酱料，最大的问题是它所选用的油。记得在采购时看原料成分，如果里面有你看不懂的化学成分或有不好的油，就不应该买，因为现在不是买不到好的产品，只是要花点心思去找而已（自制抹酱的种类及制法请见232页）。

- 经常外食的人一定要有一个认知，那就是食材质量高，店家就赚得少，除非你付的钱比较多。所以，许多外食的汉堡肉、火腿，都不是百分之百的肉，常常都会在加工过程中加入了大量的淀粉。因此，外食选择时，一定要以我可以饱多久来判断食材真假。如果早餐吃了一个汉堡或三明治，不到中午就感到饿，表示肉里的纯肉量并不高，那就最好考虑请老板再加一个蛋，或考虑换一家能让你持续饱到中午的店。

卷饼

培根奶酪卷饼

薄饼、蛋、培根、奶酪、德国酸菜

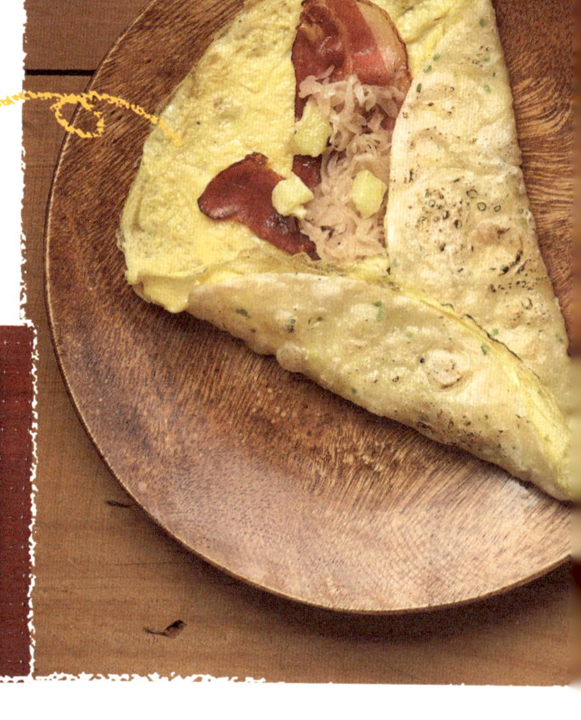

- 各类饼都可以拿来做卷饼，润饼、法式薄饼（crepe）、单饼、越南的米饼等都可以用来替换。愈薄的饼越能确保淀粉摄取不超量。
- 既然所有的饼都是以淀粉为原料，因此，饼中的食材最好避免再出现高淀粉含量的食材，如米饭、面、豆类等。

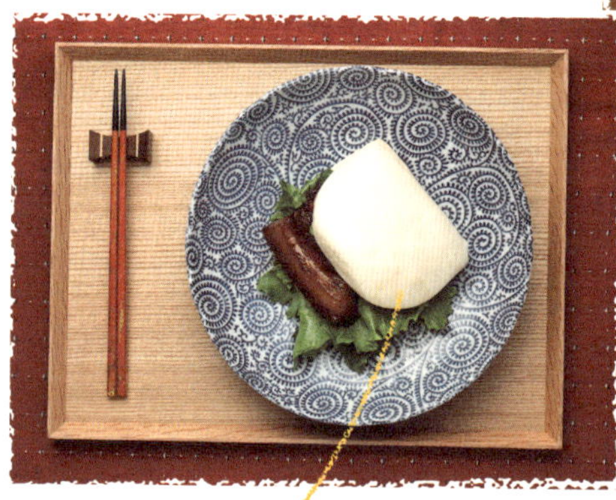

- 刈包、馒头、面包是精制淀粉，所以化成糖的速度很快，且它的量比饼类大很多，因此它只适合夹包带点脂肪的肉类，确保血糖不波动。

替换概念

1. **牛腱卷饼**（单饼、卤牛腱、生葱丝、四川泡菜、含脂肪的抹酱）
2. **猪肉卷饼**（单饼、红烧肉、花生粉、酸菜）
3. **绞肉卷饼**［薄饼、绞牛肉或猪肉，或鸡肉丝、牛油果片、番茄与洋葱丁（吃前加上香菜与全脂酸奶油）］
4. **叉烧卷饼**（单饼、叉烧肉、好油炒时蔬）

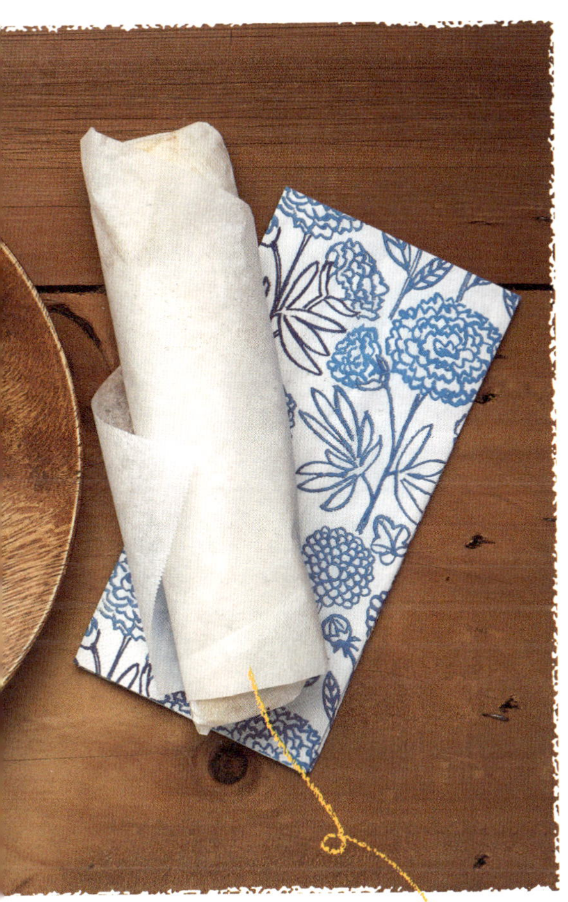

• 这类卷饼食物用铝箔纸一包就可以带走，很适合赶着上班上学的人。如果怕铝箔有重金属，可以改用蜡纸包，再放进保温袋。

Tips

• 选购培根或腊肉时，要注意看成分原料，成分原料要干净简单。如果制作过程中使用亚硝酸盐（nitrite），身体其实可以分解亚硝酸盐，轻易排出。但如果制作过程中使用人工色素，则要避免选购。必须使用色素才能有色泽的肉类，多表示它的营养元素不足，或是加工制作过程所花的时间不够，营养还没有成熟显现，才需要上色。只使用盐或酒让它发酵的腊肉、培根，或意式火腿是最上选。

• 用塑料纸一片片包住的奶酪是加工奶酪，原料成分通常不佳。好的奶酪经天然的发酵，形状通常是一整块。但有时好的奶酪也会预先切成片状，中间夹着纸卖。如果切片的奶酪中间没有夹纸，不要买，因为为了能让它们分离，必须有加工手续。好奶酪的原料应该只有奶、菌、盐。

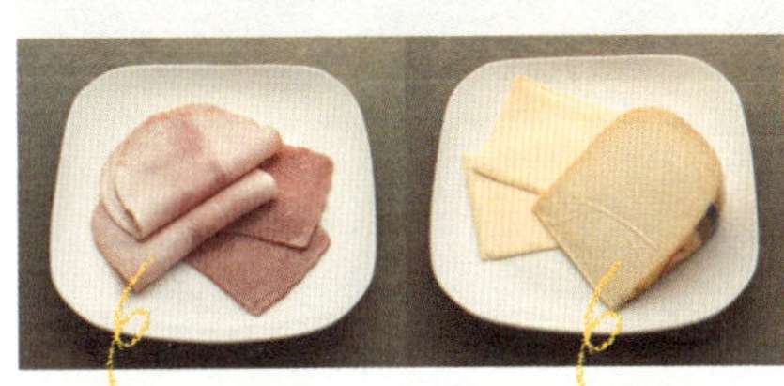

好火腿的颜色自然，可以看到肉的纹理。

好奶酪多是整块的。

手卷

剩菜生菜卷

沙拉菜叶、前晚剩菜肉、米饭

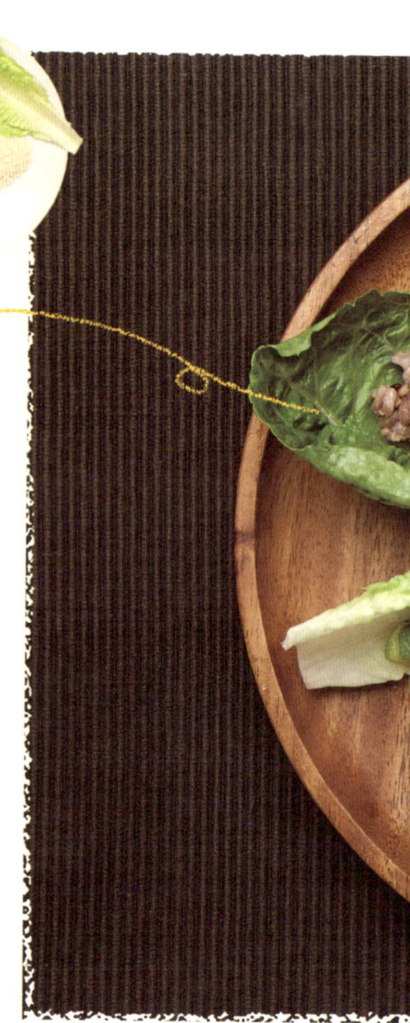

• 用生菜或海苔片包手卷，可以避免摄取到过量的淀粉。用生菜做手卷，可以确保蔬菜摄取量足够。用海苔包手卷，则可以确保摄取到矿物质碘。

• 大部分用来包手卷的蛋白质会比较偏向少油，但是因为用来包的食材本身不会冲击血糖，所以只要减少包在里面的淀粉的分量，依旧可以是均衡的一餐。这也是摄取瘦肉的好时机，确保动物身上每一部位都轮着吃到。

• 没有加工过的天然盐，都含有丰富的矿物质，但是，由于天然盐里的碘含量不高，而甲状腺激素的原料就是碘，因此偶尔摄取海带、海藻类食物，就变得极为重要，因为这类食物的碘含量是所有食材中最高的。

• 注意，精盐中的碘跟食物中的碘是不一样的。精盐是加工过的盐，它的矿物质已全数流失，加碘的精盐，碘含量是人工决定的，它所提供的营养元素，和全面摄取海藻、海带及天然盐所能提供的营养元素，对身体的影响，是完全不一样的。

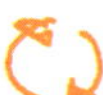

替换概念

1. **虾海苔卷**（海苔片、虾、海藻沙拉、藜麦、柴鱼片）
2. **猪肉海苔卷**（海苔片、猪排肉、生菜丝、米饭）
3. **鸡肉生菜卷**（沙拉菜叶、鸡腿肉撕碎、牛油果、米饭）
4. **烤鸭生菜卷**［（沙拉菜叶、烤鸭丝、腌小黄瓜丝、米饭）（手卷都可以再加上自己喜爱的酱料）］

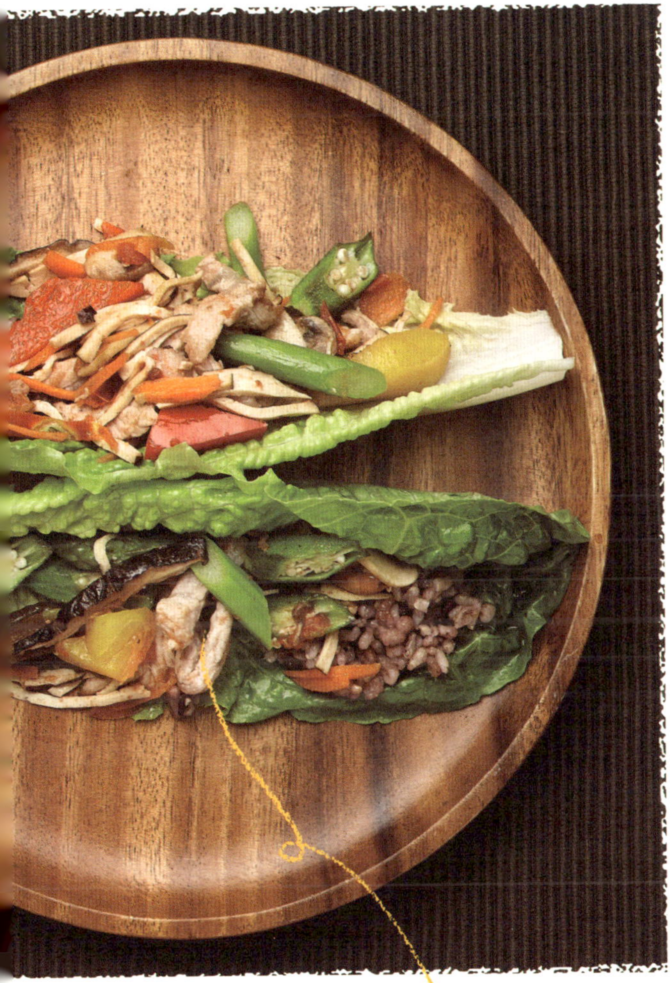

- 手卷也是很适合上班族带便当的料理。将前夜的剩菜放在便当盒里，沙拉菜叶或海苔片另外放，进餐时当场一卷，放上酱料，就可以当作一餐，既均衡，又可清理剩菜。

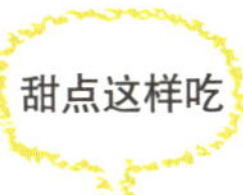

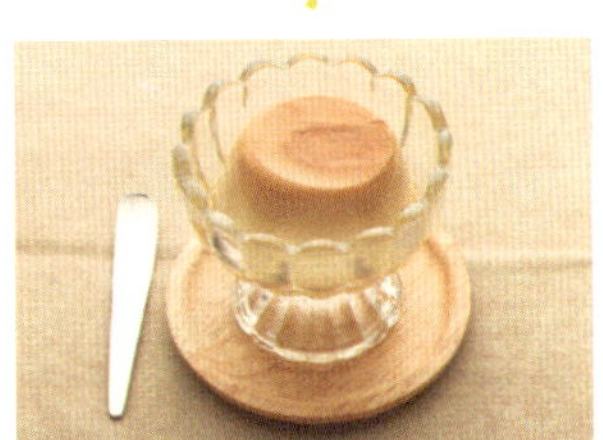

- 甜点是享受，一天一次，少量，随着均衡的一餐吃。如果那餐的淀粉量不多，吃甜点不见得会影响血糖。但是，既然是享受，甜点的选择就要注意食材的选用，尤其是甜点的用油。千万不要选人造奶油做的甜点。
- 不好的食材做出来的甜点并不好吃。不好吃的甜点，就没有享受，没有满足可言。不满足，就会一直再往外找甜的吃。
- 切记，含咖啡因的饮料会刺激肾上腺提升血糖，因此吃甜点时的饮料，必须特别注意搭配。如果有高量咖啡因，甜点量要减少，而如果饮料中咖啡因和糖都不多，则甜点量可以多些。含咖啡因饮料饮用时间跟甜点、水果一样，必须在均衡餐后吃，要不然必定冲击血糖、扰乱能量调度。

Tips

- 海苔在制作时多会使用油，选购时注意所用油的质量。

炖煮料理

海陆咖喱

鸡腿块、虾、椰奶、红咖喱、鱼豆腐、地瓜、蔬菜

• 慢炖锅是上班族的一大利器。出门前把食材放进锅里，加两匙太白粉，回到家热腾腾、香喷喷、浓稠度刚好的一道菜就出锅了。这样的菜很配饭、面，或面包。如果食材中已有根茎类蔬菜，那这些精制淀粉也都可以不吃或少吃。因为大叶蔬菜不耐长时间炖煮，所以为能均衡摄取到大叶蔬菜，可以在起锅前下一把大叶蔬菜。

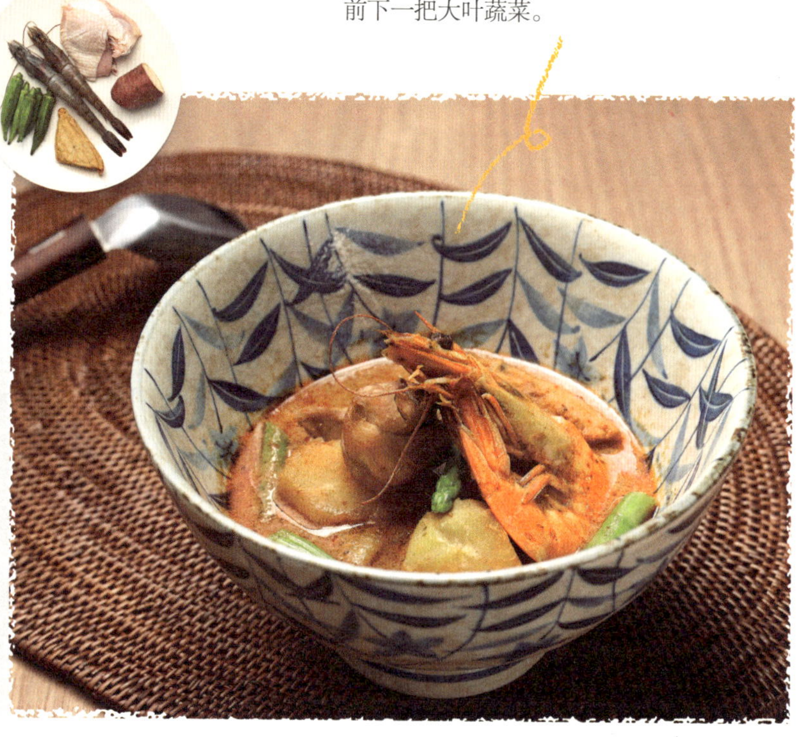

Tips

• 咖喱酱要尽量选没有添加物的。

替换概念

1. **咖喱苹果猪**（猪肉块、苹果块、马铃薯、洋葱、四季豆、咖喱酱）
2. **红酒牛尾**（牛尾、红酒、大蒜、马铃薯、青豆、洋葱、番茄）
3. **炖羊肉**（羊肉、胡萝卜、孜然，起锅前撒上葡萄干）
4. **肉骨茶**（排骨、肉骨茶包、金针菇、白菜、豆腐、蒜头、薏苡仁）

你吃得正确吗？——杂食者的检查表

注意事项	说　明
注意食物组合比例	如果青菜、肉和淀粉的组合比例正确，那么餐后血糖的波动幅度应该不会超过 2.22mmol/L（40mg/dl）
第一口吃肉	同等分量的肉和饭，先吃饭再吃肉，跟先吃肉再吃饭，对血糖的影响有很大的不同。先吃肉，肉里的蛋白质和脂肪不但能减缓后来碳水化合物中的糖分分解，而且肉中的蛋白质还能确保胃酸适度分泌，保持消化顺畅
细嚼慢咽	蛋白质要靠胃酸分解，但如果进食时咀嚼不足，胃酸再强也很难将肉中的蛋白质消化完全。每一口至少嚼 20~30 下
食物要轮着吃	不同季节出产不同的食材，我们的身体功能跟着节气走，因此食物轮着吃，大地就能借由不同的食材，补给我们身体所需。记着，偏食就是疾病的开始
一周至少吃一次海鲜	因为害怕胆固醇，所以我们对海鲜的摄取就变得很单一，通常只敢吃鱼。但这么一来，其他海鲜如贝类、鱿鱼等食材中重要的营养元素就都摄取不到。因此，不要忘记一个星期至少吃一次不是鱼的海鲜

续表1

注意事项	说　明
一周至少吃一次海藻类	因为甲状腺是掌新陈代谢的腺体，所以想拥有平衡型燃脂体质，一定要有健康平衡的甲状腺。而甲状腺激素的原料是碘，碘的最大宗来源是海藻类。所以，不要忘记每周至少要吃一次海藻类食物
一周至少喝两次高汤	高汤中含有丰富且全面的矿物质。矿物质在体内的各项运作中都扮演了重要的角色。高汤入菜其实很简单，它可以用作各式汤品的汤底
一周至少吃一次种子类及坚果类食物	多元不饱和脂肪酸对人体的运作很重要，这类脂肪酸多是由种子类食物中提供的，如葵花子油。但是，由于它极度怕氧、怕光，和怕热，所以一出壳就会变质。摄取多元不饱和脂肪酸最好的方法，就是直接吃葵花子、瓜子等种子类或坚果类食物
分辨加工食物与原形食物	我们都知道洋芋片、各类零食是加工食品。但不要忘记面、面包、馒头、米粉、五谷粉、麦片粥等食物也都属于加工食品。加工食品在加工过程中，一定会流失重要的营养元素 原形食物不但保有食物中原有、美好的营养元素，而且因为它们都是原就搭配在一起的营养元素，能帮助彼此的消化吸收，让身体取得最全面的营养元素

续表2

注意事项	说　明
每一餐都要吃蔬菜	很多人都习惯只在晚餐吃蔬菜。但蔬菜内的纤维对保持肠道菌种平衡很重要。如果肠道内的益生菌代谢出来的 B 族维生素不足，血糖转换在体内的运作就会出问题。因为 B 族维生素必须参与血糖转换。血糖转换出问题，就代表体内能量调度出问题，平衡型燃脂体质便很难养成
吃油一定要少吃糖	淀粉不减量，肉和脂肪的摄取量却同时增加，就会形成酸血腐蚀血管壁，脂肪被拿去合成胆固醇修复血管，一层一层往上加，就会造成心血管的堵塞

2 这样吃素才均衡

我在2013年回台湾时，与佛教界结下了美好的缘分。受吃素的佛教人士委托，我回美国后就开始着手研究素食的健康吃法。佛教界人士常讲方便素、方便素，在研究素食之前，许多吃素的人给我的印象是，素食准备简易、方便，而且清淡，因此没有油烟，善后也不麻烦。但是，当我真正着手研究素食后，才发现，吃素要吃得健康，就没有方便可言。

各种不同的食材，营养元素的组成成分都不同，应说是各有千秋。如果比较肉类、蔬菜、豆类三大营养元素的营养差异，以蛋白质而言，肉类占上风，肉类跟豆类的蛋白质比例是2:1。例如红腰豆的蛋白质在植物类中算很高的，但跟100克牛肉比起来，所含的7.98克依旧远远不及17.17克。但豆类以碳水化合物（淀粉）的含量补上了自己不足的地方，红腰豆的碳水化合物以21.49克居冠。说到矿物质，则是菠菜占上风，连以补铁著称的红肉，铁含量都不如菠菜。大叶蔬菜的维生素C含量也是大大获胜，因为没有催芽的豆类，维生素C还没有生成。但是一讲到B族维生素，肉类又崭露头角，尤其是维生素B_{12}，在植物的身上，就是找不到。可是若提到维生素A、D、E、K，大叶蔬菜又再次抬头（表1）。

表1　绞牛肉、菠菜、红腰豆营养成分比较表

	绞牛肉	菠菜	红腰豆
蛋白质	17.17克	2.86克	7.98克
脂肪	20克	0.39克	1.05克
碳水化合物	0克	3.63克	21.49克
钙	18毫克	99毫克	57毫克
铁	1.94毫克	2.71毫克	1.5毫克
镁	17毫克	79毫克	30毫克
磷	158毫克	49毫克	121毫克
钾	270毫克	558毫克	277毫克
钠	67毫克	79毫克	231毫克
锌	4.18毫克	0.53毫克	0.75毫克
维生素C	0毫克	28.1毫克	0.2毫克
维生素B_1	0.043毫克	0.078毫克	0.067毫克
维生素B_2	0.149毫克	0.189毫克	0.016毫克
维生素B_3	4.227毫克	0.724毫克	0.46毫克
维生素B_5	0.501毫克	-	
维生素B_6	0.323毫克	0.195毫克	
叶酸	7微克	194微克	28微克
维生素B_{12}	2.14微克	0微克	0微克
维生素A	0毫克	469毫克	-
维生素E	0毫克	2.03毫克	-
维生素D	0毫克	-	-
维生素K	1.4微克	482.9微克	-

※ 数据源：Agricultural Research Service United States Department of Agriculture（http://ndb.nal.usda.gov/ndb/search/lis）以上食材总克数皆为100克

如果这是一场比赛，那么表1中画黄底愈多的食物，就是我们应该多吃的食物。问题是，我们需要的营养是全面的，而不是比较多就比较好。要健康，食物之间的关系就不该是竞争，而是合作。因为即使大叶蔬菜中的维生素A、D、E、K最丰富，但这些脂溶性的维生素没有了脂肪，依旧无法被有效吸收及利用。且即使肉类的营养来源充足，没有豆类的碳水化合物，依旧不完整。所以，食物本来就应该是组合好一起吃，这样最全面、营养、健康。

如果因为宗教因素，我们必须将三大营养元素中的其中一大类整个去除，在食材搭配上，它就变得挑战重重。所以，素食食谱的设计，就必须要花心思。力求把各种不同的营养元素搭在一起，每一口，都要取得最高营养密度，且在这样的搭配下，也不能忘记能量调度不能失衡。

所以，我在考虑素食的食物组合时，都希望所有的料理能用最简单的盐和胡椒调味就很好吃，让食物的美味完全靠营养元素交集合作提供。除此之外，也严格要求每一餐都不冲击血糖，以求能量平稳供给。而要做到这点，食材的选用就必须多元有策略。

如果你自己搭配的素食食物组合，做出来的味道并不美味，你就必须检测搭配的食材元素是不是不够多元？它们之间配不配？还有就是食材的质量够不够高？食材不够多元，营养元素就会不足，营养元素是食物美味的来源，这时味道就会不对。营养元素之间除了相互合作关系，还有敌对关系，有些一起吃可以帮助吸收，有些一起吃反而造成流失，因此味道不相配，表示营养不相配。如果食材质量不高，那营养元素就不足，食材就只会有食物的形状和颜色，却没有食物应有的香味和风味。这表示种植过程中没有吸收到营养，影响了最后食物成品的味道。

吃素的人对食材的要求、食物的组合、成品的色香味、食材处理的过程，都必须比杂食的人要求更高，才有健康可言。

就因为如此，我当初在设计素食食物组合时，是满怀不耐的。素食要做得好吃和营养，对我做菜功力与食物组合能力的要求，比往常要高出许多。我急着要一个自己满意的结果，在这样的心情下，不管我做什么，都做不出自己想要的味道。有一天，我突然发现我如果享受做素食的挑战与过程，做出来的素食竟不比平时的杂食组合差，这样的食物，吃起来令人满足，久久不需要再进食。我这时才知道，原来，吃素本身没有方便可言，吃素的过程即是修行。原来修行并不是委屈自己、不是牺牲自己、不是参加营队，它只是反复做同一件看似很简单的事，在这反复的中间，悟出真义，取得平静。

此外，出家人对信众供奉的食物，是完全接纳的，也就是信众捐献什么，出家人就吃什么。所以，我必须提醒大家，在供奉时要考虑出家人的健康，注意供奉食物的质量。例如，沙拉油不如椰子油，素鸡鸭不如新鲜的豆皮，加工没营养的米果不如原形的豆类或发酵蔬果。

我所设计的素食食物组合里的每一餐，都已是一餐。也就是说，各类营养元素都到齐了，按照这个比例去吃，就不会冲击血糖，也没有营养不均衡的顾虑。该有的蛋白质、淀粉量，和蔬菜量都足够了。每人依自己的食量，按这个同等的比例，可以增加整餐的量或缩小整餐的量。但是，切记！绝对不要再配上饭、面或面包了。这些食物组合里的每一张照片就是一餐，如果再加上其他的主食或淀粉，整餐的含糖量就会失衡，血糖一定会被冲击到。切记！切记！

素食食物组合

稀饭套餐（奶蛋素）

番茄炒蛋稀饭套餐

稀饭、油渍蔬菜、花生米、豆腐乳、番茄炒蛋

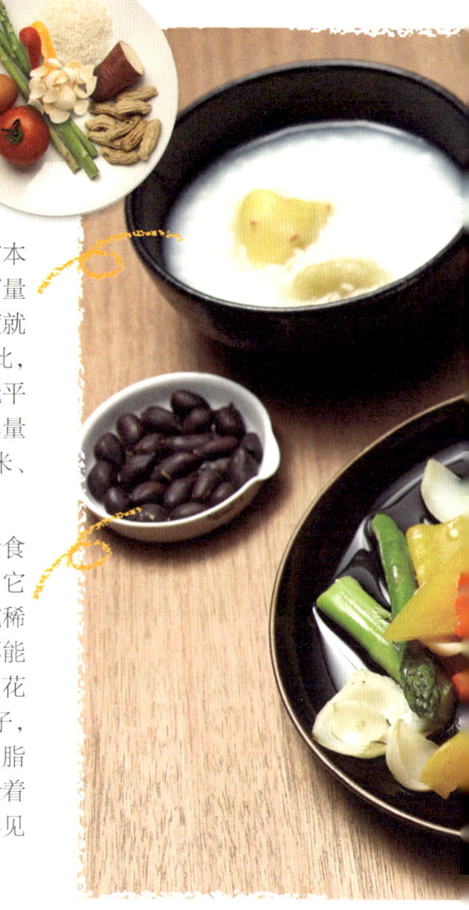

- 稀饭是把原形的谷类煮到软烂，因此它本身就是加工过的谷类。谷类大部分含高量的淀粉，再经过加工，转化成糖的速度就会比大部分用奶油做的甜点更快。因此，吃素如果要搭配稀饭，就必须更注意能平衡血糖的元素。组合中必须多加油、尽量摄取蛋，使用的谷类力求原形，如糙米、五谷米、小米、藜麦等。
- 坚果、种子，或花生之类的豆类，在素食者的食材中，占了重要的地位。因为它含有丰富的植物性脂肪与蛋白质。在吃稀饭之类容易冲击血糖的食物时，绝对不能少了它。因为如杏仁等各类坚果，或花生这类的豆类，或是葵花子之类的种子，各有不同种类的蛋白质和不同组合的脂肪，为了全面摄取营养，这类食材应轮着吃（各类谷类、豆类的蛋白质含量，参见228～229页）。

替换概念

1. **萝卜干烘蛋稀饭套餐**（稀饭、台式泡菜、豆干炒坚果、萝卜干烘蛋、纳豆）
2. **韩国泡菜炒蛋稀饭套餐**（稀饭、紫苏炒绿豆芽、韩国泡菜炒蛋、味噌酱菜）
3. **杏仁片炒蛋套餐**（稀饭、杏仁片炒蛋、干丝凉拌芹菜胡萝卜丝、盐曲酱菜）
4. **卤蛋套餐**（稀饭、卤蛋、海带、面筋、花生米、豆腐乳）

Tips

• 如果购买现成贩卖的油渍蔬菜，要检视一下使用的油是否正确。

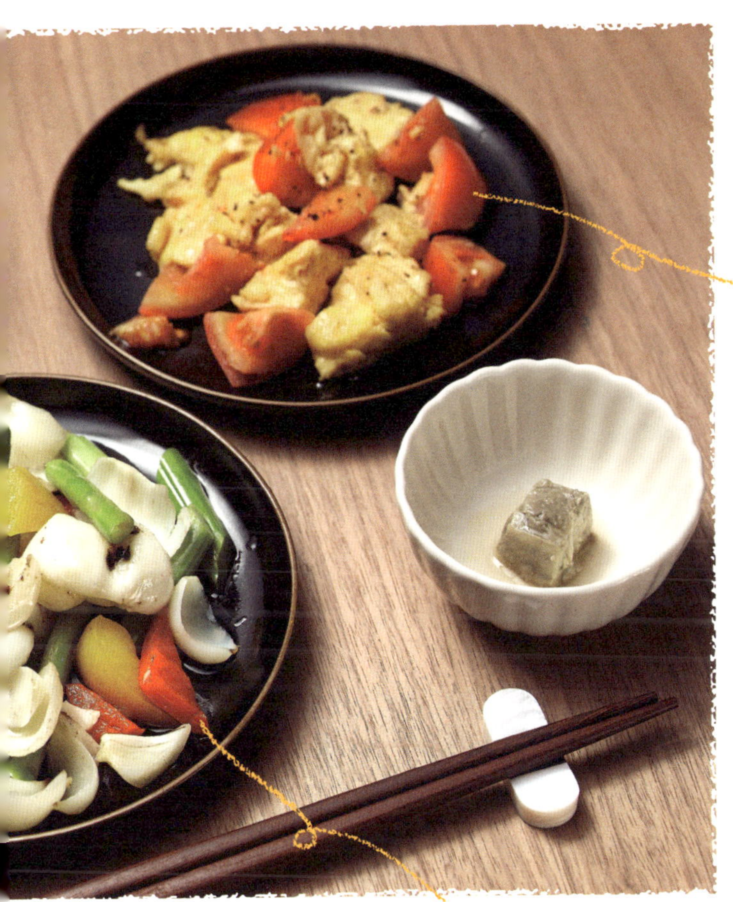

• 大部分人以为没有血色，是铁不足造成的。其实吃素的人会血色不足，原因多不是缺铁，因为蔬菜中的含铁量不会不足。多数吃素的人血色不足，是因为植物类食材中一概不含维生素B_{12}，而维生素B_{12}是造血不可或缺的营养。所以吃素的人要健康，一定要搭配含有维生素B_{12}的奶和蛋，全素者则必须另外补充维生素B_{12}。

• 摄取素食中的蛋白质时，常会同时吃进淀粉，淀粉量一高，能量调度就失衡。因此吃素的人脂肪摄取足量，就变得很重要。脂肪可以减缓淀粉分解成糖的速度，平衡能量调度。油渍蔬菜，就是一个摄取植物油极好的方法。

• 将蔬菜处理好，切段，置入冷压初榨橄榄油（也可以用其他对的植物油替换），用中小火加温至油起小泡，加入盐、香料。起锅后待冷却置入瓶中保存，保存的瓶中油必须淹没食材。

• 浸油渍蔬菜的油，也可以用来拌其他的蔬菜、饭、豆类，或蘸馒头、面包。

中式简餐（奶蛋素、全素）

雪里蕻花生蛋炒饭

雪里蕻、花生、红青椒丝、蛋、蘑菇、五谷饭（椰油＋麻油炒）

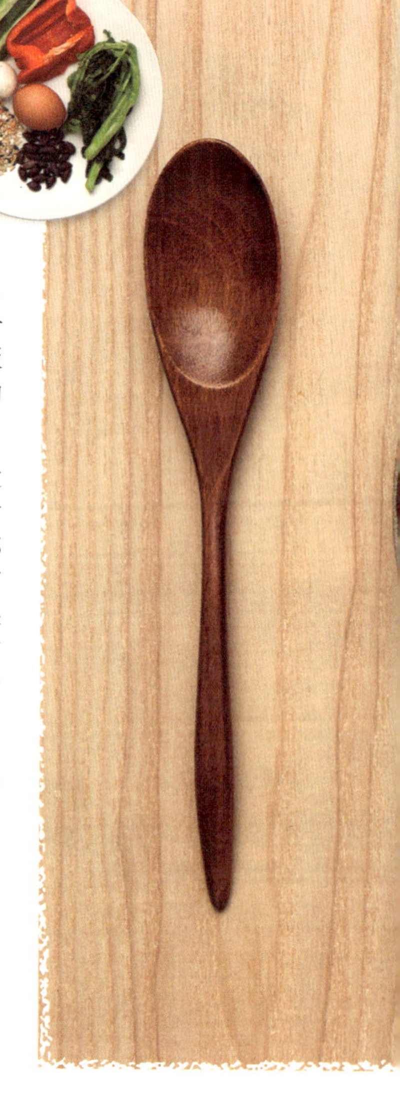

• 吃素的人很大一部分的蛋白质来自于谷类，因此，多元摄取不同谷类就变得很重要，不要天天都吃一种米饭（可替换白米的谷类请参见228页）。糙米饭的各类营养都比白米饭要高出许多。因此，吃素的人最好吃没有加工前的原形食物，包括米饭在内。

• 注意炒饭脂肪量要足够。有些料理的口味，比较适合用麻油或橄榄油之类不适合热炒的油烹调，这时就可以配合稳定的脂肪混合使用。可以先下一点椰油入热锅，再跟着下麻油；或先下一点奶油，再下一点橄榄油。椰油和奶油中的饱和脂肪，能有效保护麻油和橄榄油中怕热的不饱和脂肪，帮助升高麻油的冒烟点。非全素者，炒饭中都可以加进蛋一起炒。

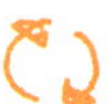 **替换概念**

1. **卤蛋套餐**（糙米饭、卤蛋、卤油豆干、卤海带、坚果炒时蔬）
2. **素焗饭**［（金针菇、鲍鱼菇、大叶蔬菜、碎橄榄、番茄丁、糙米饭（一起炒过，铺上奶酪烤）］
3. **烘蛋素套餐**［米饭、任选一种烘蛋（见210页）、撒上综合坚果］
4. **椰肉烩饭**［五谷饭、椰肉、莲藕片、芹菜、豌豆（用好油炒过勾薄芡，淋在饭上）］

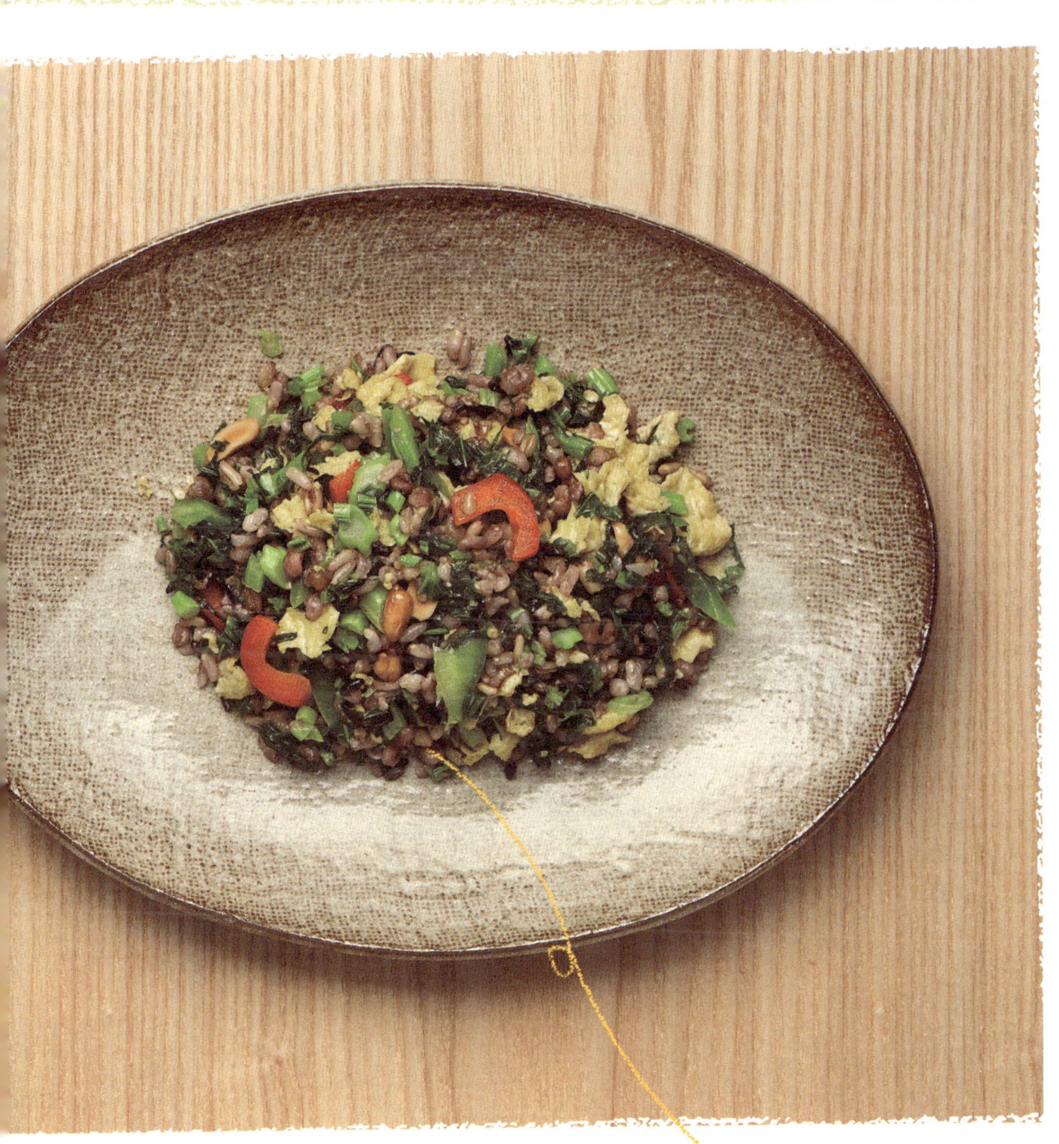

• 吃素的人尤其要注意米饭占全部食材的比例，不要超过20%，才不会冲击血糖，以平稳体内能量调度。

素汤料理（奶蛋素、全素）

番茄奶酪汤

番茄、全脂奶、时蔬、黑眼豆、玉米、青豆（或时蔬）［食材炖煮后，加入奶油炒面糊调到浓稠，起锅前加入帕尔马干酪，淋橄榄油，撒一把松子］

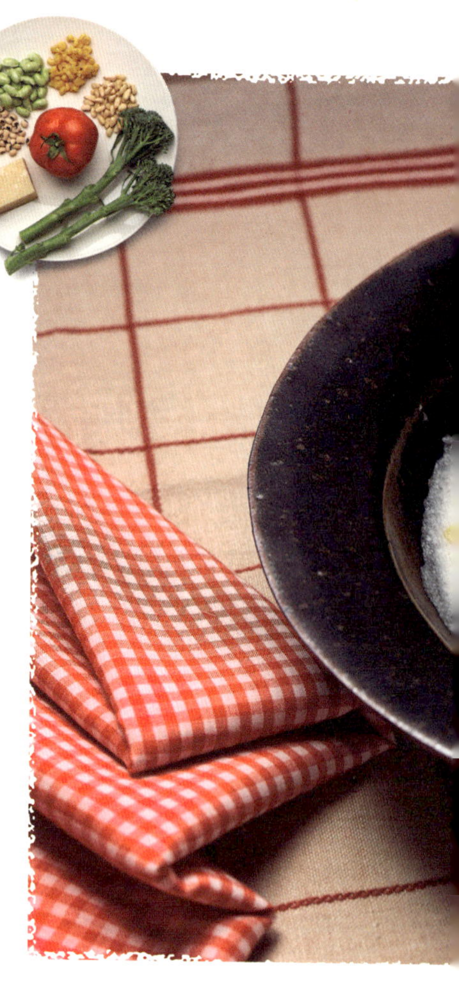

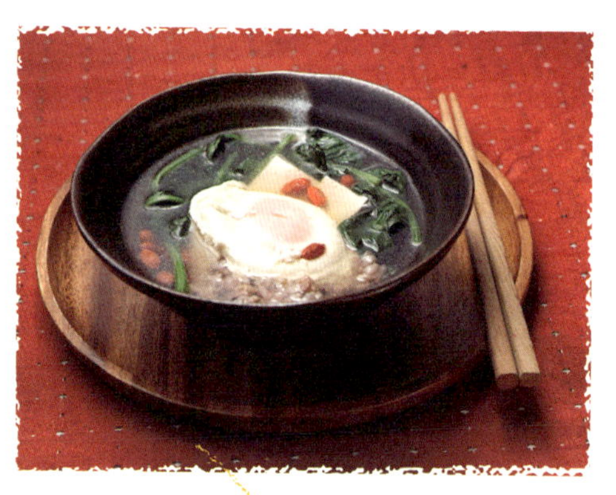

替换概念

1. **菠菜豆腐汤**［蔬菜高汤、豆腐、菠菜、五谷米、枸杞（起锅前打个蛋、淋上麻油）］
2. **海带豆芽汤**［昆布高汤、豆芽、海带、白萝卜、胡萝卜（起锅前打个蛋花、淋上苦茶油）］
3. **鹰嘴豆番茄菠菜汤**［鹰嘴豆、凝乳、番茄、菠菜（起锅后放上牛油果片、淋上橄榄油）］
4. **中式鹰嘴豆汤**［蔬菜高汤、鹰嘴豆、豆腐乳、番茄、菠菜（起锅后撒上碎腰果、淋上白麻油）］
5. **泰式椰奶豆腐汤**［蘑菇高汤、新鲜椰肉、蘑菇、椰奶、香茅草、红青椒、煎豆腐（起锅后淋上椰子油，撒上碎花生）］

Tips

• 大骨高汤最有价值的，要数它丰富的矿物质含量。其实蔬菜内含的矿物质一样丰富，如果熬高汤的食材种类够多，汤底的矿物质一样非常全面，喝起来一样鲜美（蔬菜的高汤做法请见237页）。

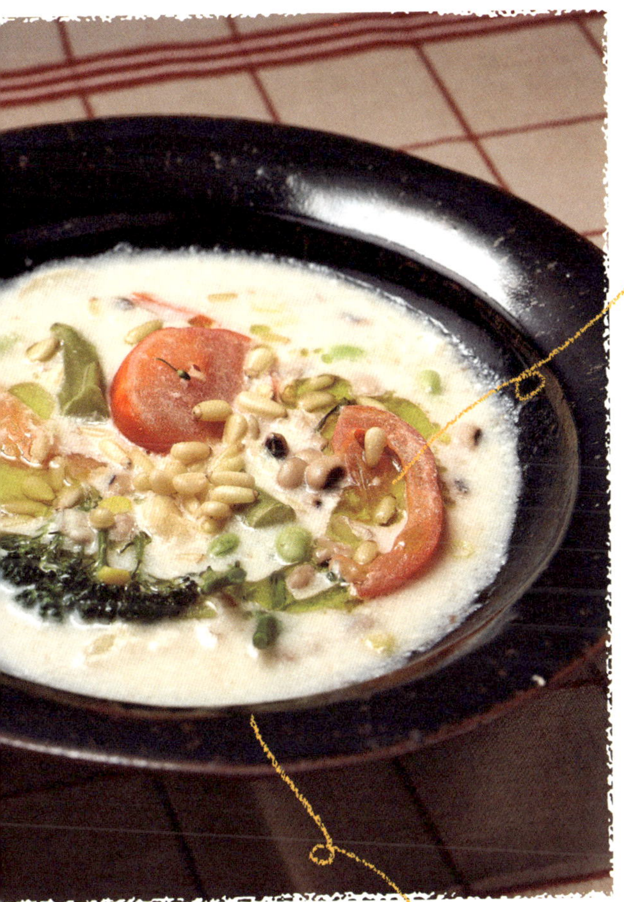

• 蔬菜汤底的汤品，必须另外加入好油。这就和大骨高汤不能去油的道理一样，汤里的矿物质必须要靠维生素D才能帮助吸收，但维生素D却是脂溶性的，所以蔬菜高汤里没油就像脱脂牛奶一样，空有丰富的矿物质，人体却无法吸收利用。烹调时可视汤品的口味选择适合的好油。如是意大利番茄汤底，可淋橄榄油；如果是中式番茄蛋花汤，较适合淋麻油。

• 如果汤里已经有高淀粉含量的蔬菜，如萝卜或豆类，就不要再外加其他高淀粉类食材。这类食材过量，血糖容易波动。

• 奶油炒面糊做法：奶油与面粉的比例约为2∶1，先将奶油化开，再加入面粉进去炒，炒到面粉发出像刚烤出来的饼干味时，就是面粉熟了，再慢慢分次加入水或高汤，到面糊成为你喜欢的浓稠度，最后再加回整锅汤中，煮滚后汤就变浓稠了。

• 乳制品是素食者的重要维生素B_{12}来源，但大部分的动物——包括人类，一超过4岁，就会失去消化乳糖和乳蛋白的酵素，所以没有发酵的乳制品并不好消化。未发酵的乳制品只有羊奶较容易消化。发酵的乳制品有很多种选择，各类奶酪、酸奶，都各有不同的营养元素，可以配合食材轮着吃。

中、西式烘蛋（frittata）（奶蛋素）

香菇花瓜烘蛋

蛋、香菇、面筋、油渍竹笋、胡萝卜丝、腌花瓜、时蔬（用椰油 + 麻油烘煎，起锅前撒上碎花生）

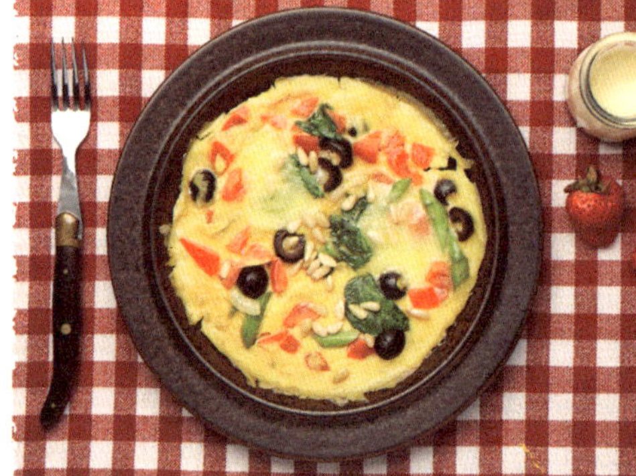

• 橄榄、椰肉、椰干、坚果、种子、牛油果，都是能帮助平衡血糖的法宝。它们都含有高量脂肪，能有效减缓淀粉、糖分分解，均衡体内能量调度。

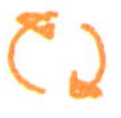

替换概念

1. **番茄橄榄烘蛋**［蛋、番茄、橄榄、帕尔马干酪、时蔬（用奶油烘煎，起锅前撒上松子）］
2. **洋葱奶酪烘蛋**［蛋、洋葱丁、全脂奶、意大利乳清奶酪、烫熟挤干的菠菜、白豆（用奶油烘煎，起锅前撒上杏仁片）］
3. **泰式杧果青椒烘蛋**［蛋、青椒丝、椰子奶、杧果丝、洋葱丝、煎豆腐片（用椰子油烘煎，起锅前撒上干椰片）］
4. **萝卜干天贝烘蛋**［蛋、萝卜干、天贝、苋菜、熟地瓜丁（用麻油 + 椰子油煎，起锅前撒上葵花子或芝麻）］

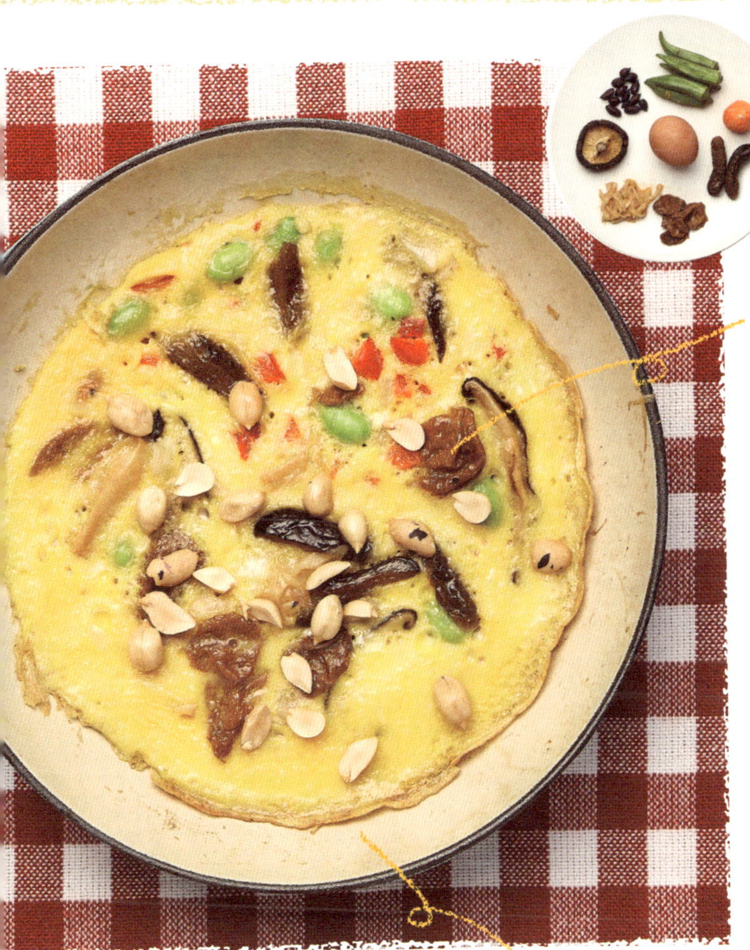

- 在素食组合中多会利用撒上坚果或种子、花生的方式，让进餐时的口感可以有所不同，不会什么每一口吃起来都一个样子。不只如此，它还可以增加蛋白质与脂肪摄取量。
- 各式素食者可使用的食材中，奶蛋素者可吃的蛋，营养最为全面，各种营养元素都有，比例也很均衡，奶类紧跟在后。所以，如果一道素菜里有奶或蛋，就不需要依靠豆类或米来摄取蛋白质，也不需要担心摄取不到维生素B_{12}及氨基酸摄取不全面。
- 因为蛋、奶中的蛋白质和脂肪量都很足，若主食材为蛋和奶，且不搭配含淀粉的素食食材，如米和豆等，就可以随餐配上小甜点或者加一点精制淀粉。如红豆花生汤、面包配奶油等。可是，如果餐里已含高淀粉量的食材，如米、豆，就不建议再外加甜点或面、面包等精制淀粉。

Tips

- 烘蛋做法：蛋液加调味料打匀，拌入食材。取适当大小的平底锅，倒入好油均匀分布于锅底，等锅稍热，再倒入已加入食材的蛋液小火烘煎，如果有奶酪，可以这时加铺在最上层。盖上锅盖等到蛋液凝结透了，便可起锅。

茶碗蒸（奶蛋素）

藜麦蘑菇茶碗蒸

蛋、熟藜麦、蘑菇、人参、韩国泡菜、红枣、时蔬（起锅淋苦茶油、放一小匙豆腐乳）

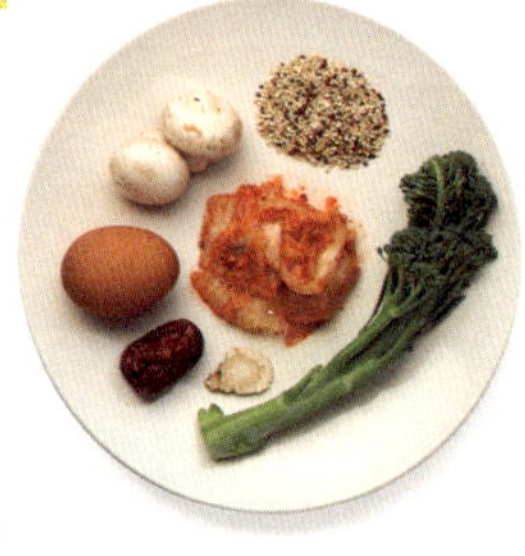

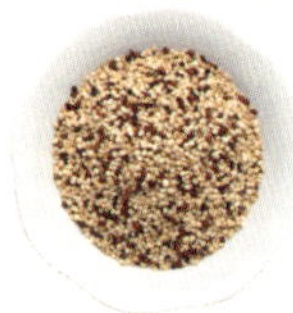

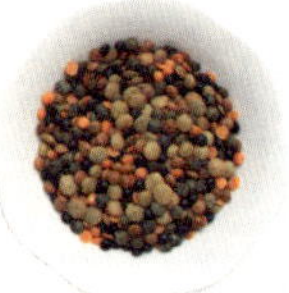

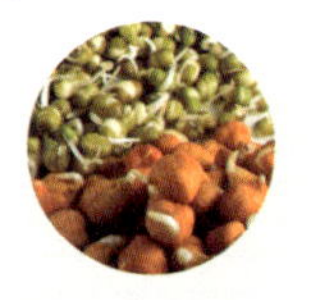

Tips

- 料理茶碗蒸时不适合加入大叶蔬菜，因为叶大的菜沉不下去，常会浮在碗上蒸到干掉，所以，做茶碗蒸时，用龙须菜之类比较容易沉下去的绿色蔬菜，较适合。
- 植酸是植物的天然防腐剂，植酸进入人体后，可与矿物质结合排出，但长期食用会使得矿物质失衡。植酸可以透过浸泡或催芽去除。素食者所依赖的大宗蛋白质来源——豆类，含有高量的植酸，因此，使用前应先催芽。催芽后不但能去除植酸，且豆类的营养成分也会因发芽而更丰富。
- 豆类因为蒸煮较花时间，可以一次蒸大量分装冷冻起来，需要时解冻使用，素食者应经常轮换不同的豆类食用，以补充蛋白质及各种不同的营养元素。
- 藜麦，是一种南美洲的谷类，因为含人体必需氨基酸的离胺酸，及多量的钙、镁、铁，被视为素食者的好食物。

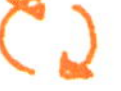

替换概念

1. **椰肉茶碗蒸**［蛋、熟小扁豆、胡萝卜、芹菜、洋葱、时蔬、新鲜或冷冻椰肉、椰奶（起锅可任意淋麻油、牛油果油、亚麻仁油或椰油）］
2. **香菇豆腐茶碗蒸**［蛋、煎豆腐丁、香菇、时蔬、熟黑豆、萝卜干（起锅淋上麻油）］
3. **海带金针菇茶碗蒸**［蛋、天贝、海带、金针菇、胡萝卜丝（起锅淋上麻油）］
4. **芝麻绿豆茶碗蒸**［蛋、芝麻、熟绿豆、玉米、青豆（起锅淋上牛油果油）］
5. **椰肉红豆茶碗蒸**［蛋、新鲜椰肉、红青椒粒、杧果干丁、熟红豆（起锅淋上椰子油），此道料理可冷食（蛋液中加入适合的高汤一起蒸，比例为1：1）］

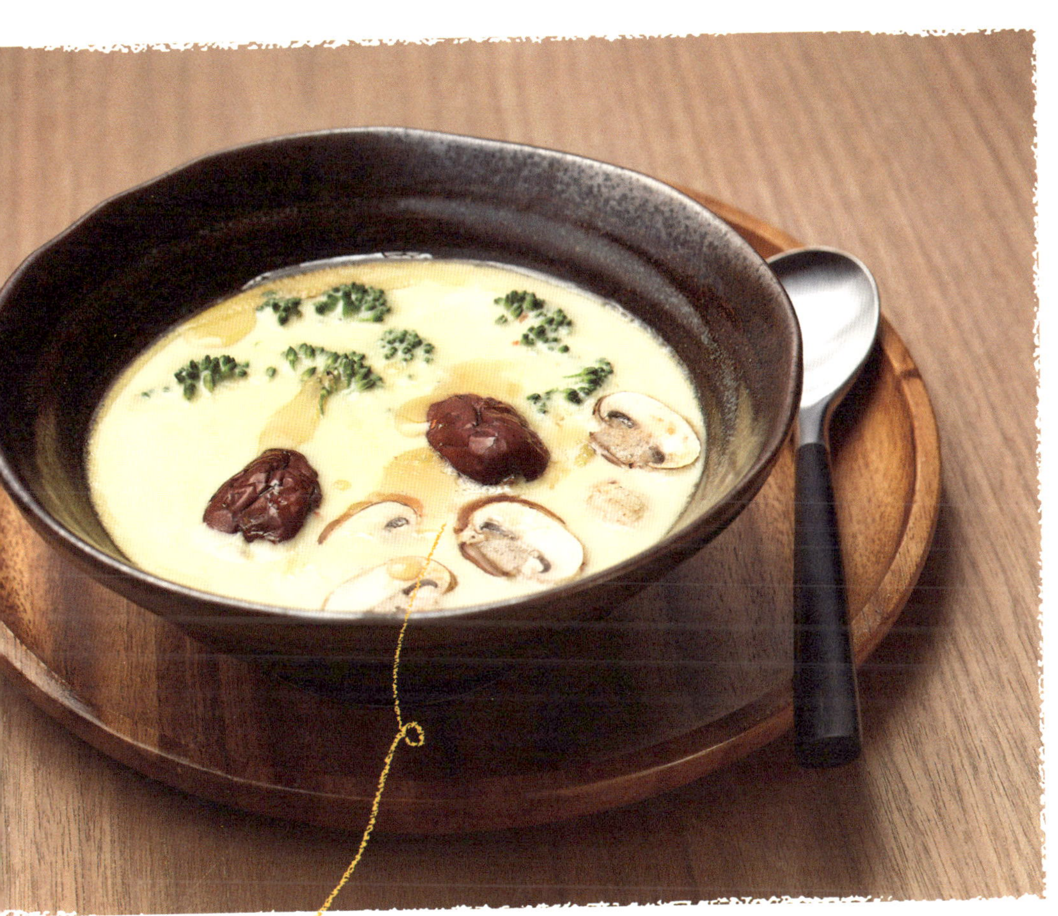

- 茶碗蒸跟煎蛋不同，煎蛋时会用到好油，但茶碗蒸烹调时没有用油。所以，起锅后淋油或烹调时加上一点油，对口感和调配均衡营养元素，都有很大的影响。

- 脂肪并不只是主要能量来源，它同时也是重要的营养元素来源。好的奶油香甜可口，多达三十几种营养，尤其Ω及脂溶性维生素含量丰富。所以，如果素食料理中的脂肪量不足，味道就显单薄，那就是营养元素不足的信号。

豆腐料理（奶蛋素、全素）

胡萝卜紫米油豆腐

油豆腐、豆芽、胡萝卜丝、韩国泡菜、熟紫米（油豆腐挖洞，塞进所有食材，上面打一个鹌鹑蛋，蒸一格水，电饭锅跳起来等5分钟）

• 一般店里卖的豆腐是在豆浆里加入硫酸钙，或氯化镁制成的。硫酸钙是从天然的盐床中提炼，氯化镁是从海水中提炼。虽然这些物质都是从天然物质中提炼的，但仍然是被纯化过的矿物质，长期摄取，就像吃单一的矿物质营养补充品一样，长期使用就等同药用，容易影响体内生化运作。

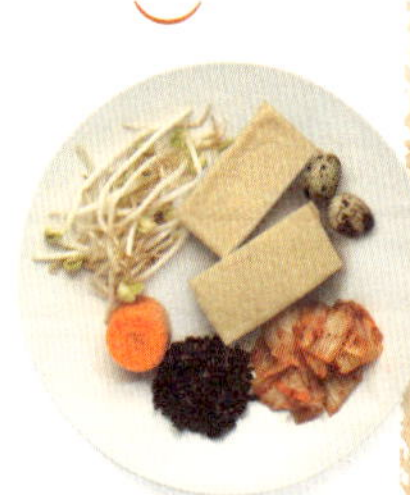

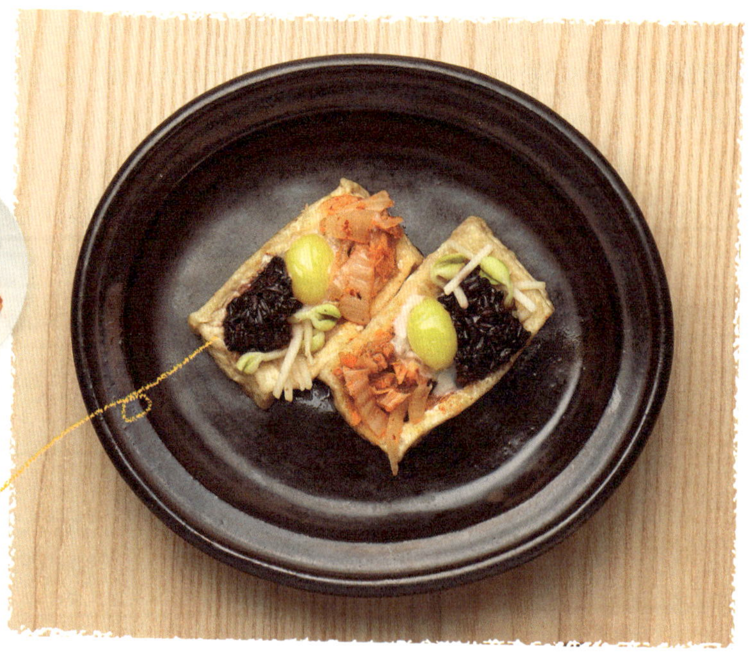

• 豆腐是素食者，尤其是奶蛋都不吃的素食者，最常摄取的蛋白质来源。所以选择好豆腐非常重要。

替换概念

1. **香菇花豆油豆腐**［油豆腐、蛋、香菇、熟花豆、胡萝卜丝（油豆腐挖洞，塞入其余已用好油炒熟并调味过的食材，上面打一个蛋蒸熟，起锅淋麻油，撒上芝麻）］
2. **椰香嫩豆腐**［嫩豆腐、红青椒丝、洋葱丝、绿豆芽（食材用好油炒熟调味，塞入豆腐，撒上香茅丝一起蒸，起锅淋上椰子油，撒上干椰片）］
3. **豆泥油豆腐**［油豆腐、熟红豆、小黄瓜、新鲜白菇丁、碎花生（油豆腐挖洞，塞入已炒熟调味的食材，用好油煎熟）］

酸菜丝盖臭豆腐

臭豆腐、酸菜丝、毛豆、香菇、红辣椒（以椰油＋麻油炒臭豆腐之外的食材，用黑醋、盐、酱油、糖调味，再倒在蒸好的臭豆腐上）

- 最好选用以天然盐卤制作的豆腐，盐卤是海水浓缩后的产物，它含有高浓度的镁离子，还同时含有多种其他的矿物质离子。这种豆腐不但风味绝佳，而且由于矿物质均衡，没有造成体内矿物质流失的顾虑。这类豆腐在台湾的有机手工豆腐店都可以买得到，也有些店卖盐卤，可以在自家制作豆腐。

Tips

- 豆腐本身不含脂肪，所以，如果这道料理中没有配上奶酪、蛋、坚果等脂肪含量高的食材，就不要忘记另外淋油。

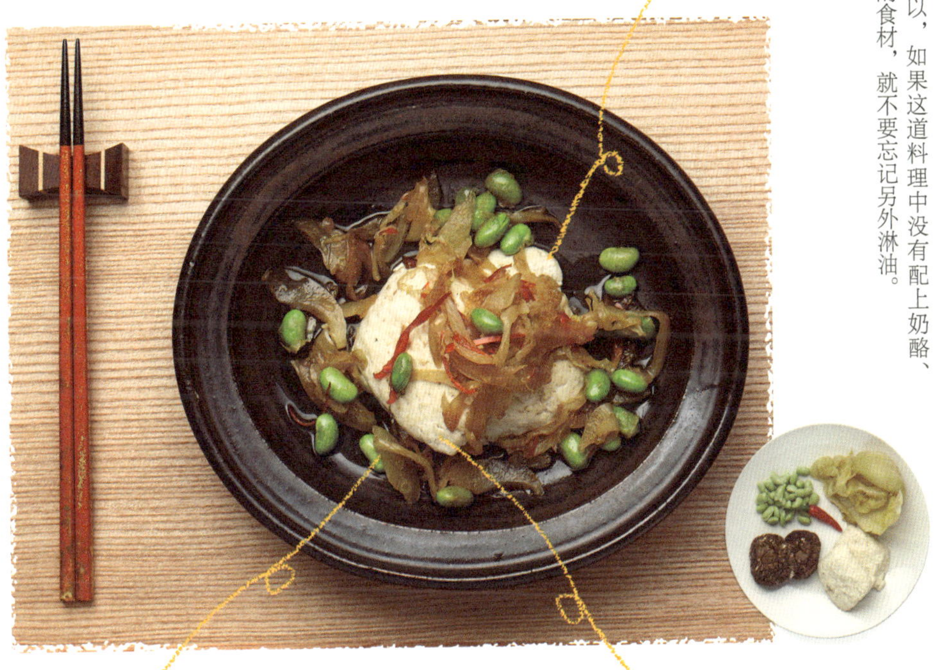

- 发酵蔬菜代谢出的维生素，跟新鲜的蔬菜有些差异。因此，营养要均衡，发酵蔬菜与新鲜蔬菜最好轮着吃。

- 臭豆腐与豆腐乳一样，是发酵过的黄豆产品。经好菌发酵所代谢出的丰富营养，不但让发酵后的豆类产品营养价值水涨船高，同时也让它风味十足，是素食食材的上选。
- 转基因黄豆的农药喷洒量比一般的黄豆高出许多，所以最好不要使用转基因黄豆制成的豆腐。并且，以我的经验，使用非转基因豆腐制作豆腐乳，成功率要高得多，且风味比转基因豆腐高出许多。此外，现在也买得到催芽豆腐，这是用发芽后的黄豆制作成豆浆，再制成的豆腐。这种豆腐已去除豆类上的植酸，不会因长期摄取流失重要矿物质。

卷豆皮料理（奶蛋素、全素）

纳豆卷豆皮

新鲜豆腐皮、韩国泡菜、纳豆、小黄瓜条、熟香菇（全部的食材包进豆皮，用好油炸或煎熟）

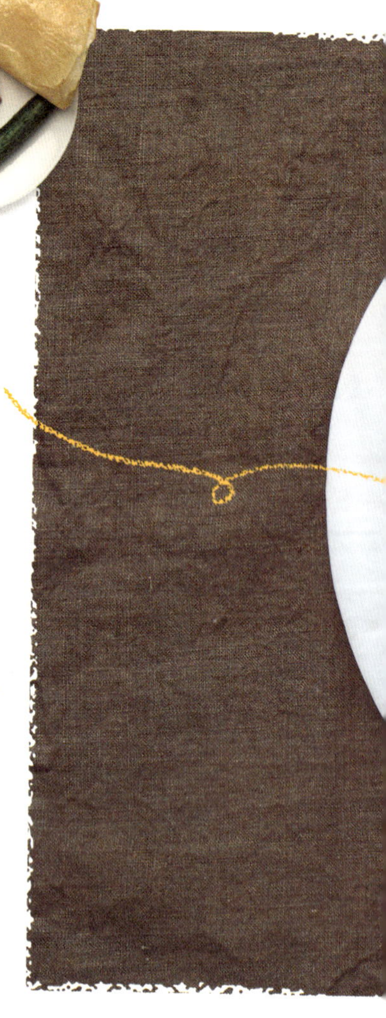

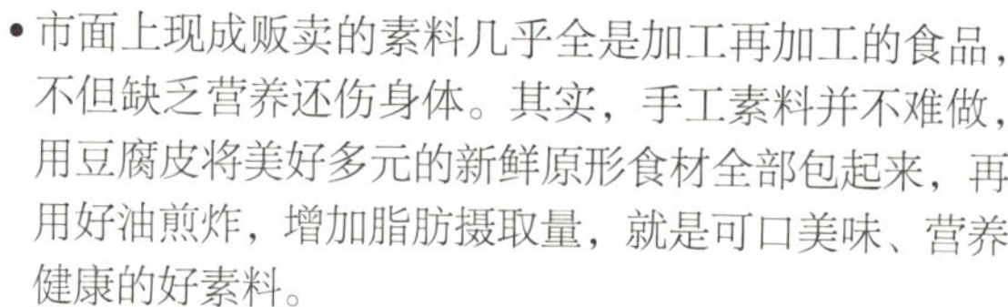

• 市面上现成贩卖的素料几乎全是加工再加工的食品，不但缺乏营养还伤身体。其实，手工素料并不难做，用豆腐皮将美好多元的新鲜原形食材全部包起来，再用好油煎炸，增加脂肪摄取量，就是可口美味、营养健康的好素料。

• 豆皮在煎炸时会吸进足量的好油，因此，这组料理不需要再额外淋油。如果吃起来油腻，影响到口感，就表示这道菜里的油加太多了。跟所有的食材一样，脂肪是为输送营养而存在的，所以太多、太少都不平衡，都不会好吃。

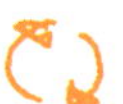 替换概念

1. **酸豆卷豆皮**［豆腐皮、酸豆、豆干、红青椒丁、米饭、时蔬、碎花生（用椰油 + 麻油，将豆皮之外的全部食材炒熟，以酱油、少许糖调味，全部包入豆皮，再用印度精炼奶油或椰油 + 奶油煎熟）］
2. **青菜木耳卷豆皮**［豆腐皮、青菜、木耳、胡萝卜丝、天贝（用椰油 + 麻油，将豆皮之外的全部食材炒熟，用盐、胡椒调味，全部包入豆皮，再用印度精炼奶油或椰油 + 奶油煎熟）］
3. **橄榄坚果卷豆皮**［豆腐皮、碎橄榄、碎坚果、熟红豆碎、青菜（用椰油 + 麻油，将除豆皮外的全部食材炒熟，加盐、胡椒调味，全部包入豆皮，用印度精炼奶油或椰油 + 奶油煎熟后，盖上一片奶酪烤到熔）］
4. **香菇竹笋卷豆皮**［豆腐皮、香菇、油渍竹笋、面筋、熟绿豆碎（将全部食材包入豆皮，用印度精炼奶油或椰油 + 奶油煎熟）（这道料理可随喜好配上各式蘸酱）］

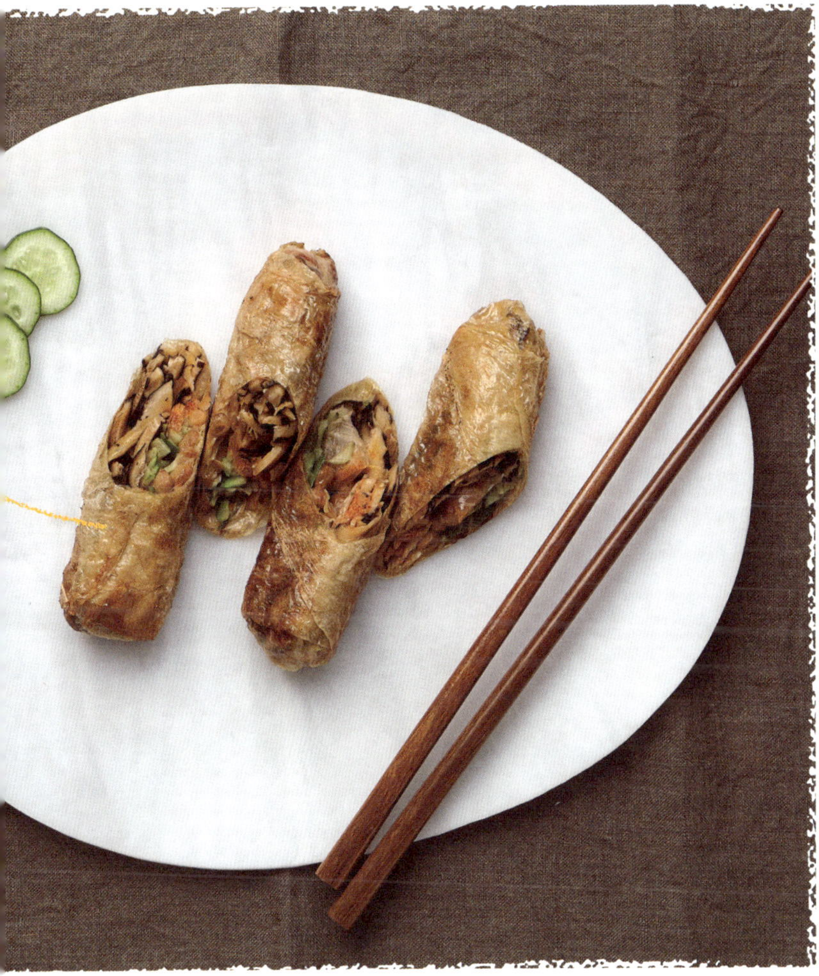

Tips

- 这些素料方便好保存，一次多做一些储存起来，要吃时简单加热回温，方便省时。
- 真正好的豆皮，应该是纯豆浆上结的一层皮晒干后制成的，不应该有任何防腐剂、漂白剂，或其他任何化学物质。

- 椰子油、印度精炼奶油、奶油，不怕光和热，都是素食者煎炸时可使用的油。印度精炼奶油传统上就是印度素食者的命脉。古法制作的印度精炼奶油，是生奶先经发酵，再取出其中的脂肪烹调。发酵过的奶油，其中的奶蛋白和奶糖都已先被分解，最后再经萃取提炼出来，适合缺乏乳糖酵素的东方人消化。印度精炼奶油虽然称为精炼奶油，但提炼过程跟一般植物油的工业精炼过程并不相同，不可相提并论。

素蚵仔煎料理（奶蛋素）

茼蒿金针蚵仔煎

蛋、金针花、鹰嘴豆、
大叶时蔬、蛋

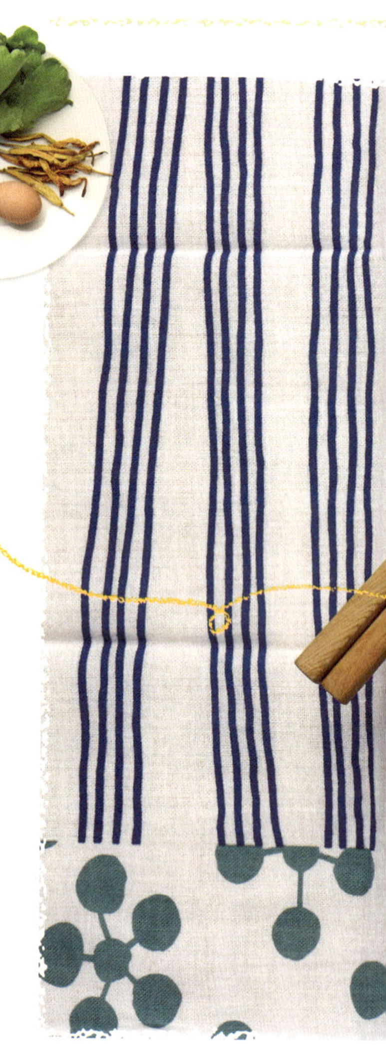

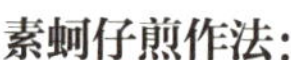

素蚵仔煎作法：

1. 用同一个汤匙，调和太白粉、地瓜粉和水，比例为1：2：6。这个比例不对，吃起来口感就不对。勾芡水放置一旁待用。
2. 先下椰子油，再下麻油，以椰子油保护麻油。除了大叶蔬菜以外的食材全下锅炒，加盐调味。
3. 食材炒香后，在食材上打入蛋，把蛋划破，拖一下蛋黄，再放入适量的芡汁。
4. 把切好的大叶蔬菜放上去。等芡汁凝结后翻面，把蔬菜压在底下闷熟。
5. 起锅，淋上酱汁。

蚵仔煎淋酱的做法：

红酱（味噌、番茄酱、梅子粉、酒酿）
黑酱（酱油膏、豆瓣酱、味噌、酒酿）
将少许面粉炒黄，加水，浓稠后再加入调料，依口味喜好调配比例。

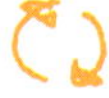

替换概念

1. **魔芋小白菜蚵仔煎**（蛋、魔芋、豆腐丁、小白菜、茶树菇、熟花豆）
2. **油渍笋菠菜蚵仔煎**（蛋、竹荪、油渍笋、菠菜、熟红豆）
3. **白菜香菇蚵仔煎**（蛋、面筋、白菜、香菇、枸杞、熟五谷米）
4. **芦笋金针菇蚵仔煎**（蛋、金针菇、芦笋、红苋菜、熟绿豆）
（这道料理可随喜好配上各式淋酱）

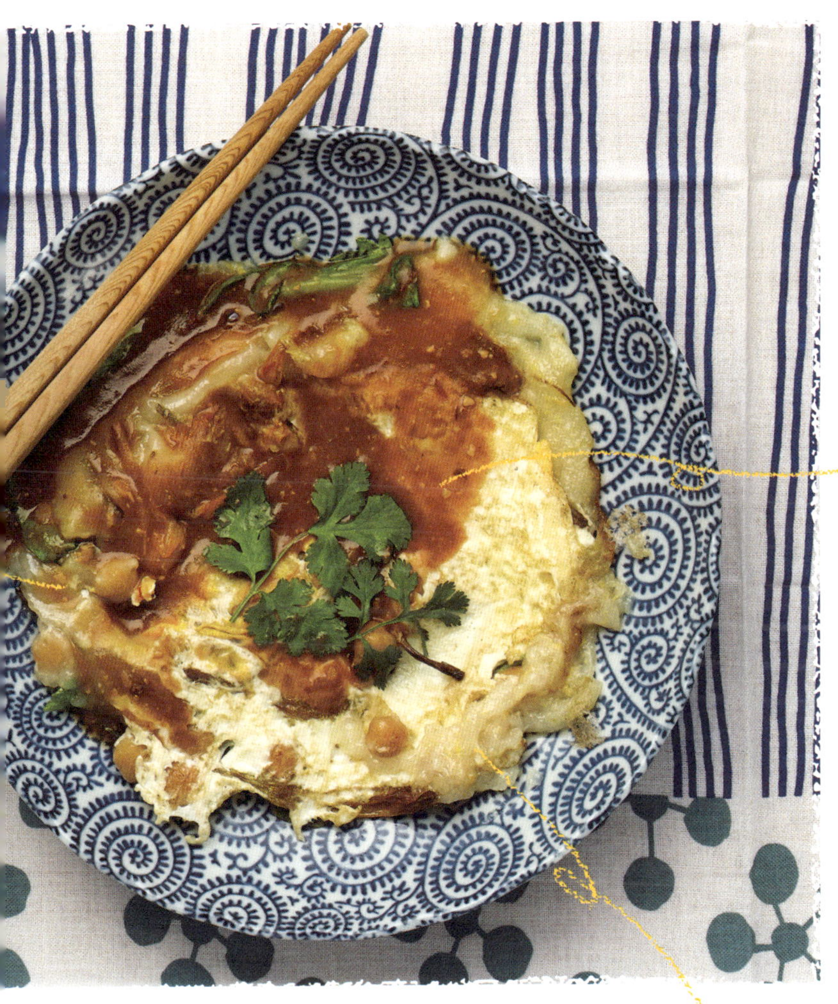

• 这组料理中，酱料的地位很重要。在酱料中使用发酵食品酒酿与味噌，可借助发酵食品复杂的美味，形成酱料主要的味道。

• 此道料理虽名为蚵仔煎，但淀粉的含量一定要注意，不可过多，只要够将食材凝结在一起即可，主要的食材仍应是蔬菜与蛋白质。

• 这道料理一定要用麻油增添风味，但麻油不适合单独煎炒使用，所以必须和其他稳定的油一起煎，例如椰子油。将不怕热的椰子油先下锅，再下麻油，以椰子油里的饱和脂肪保护麻油里的不饱和脂肪，可以提升麻油的冒烟点。

填塞料理（奶蛋素）

豆腐塞蘑菇

大蘑菇、碎坚果、碎豆腐、熟黑眼豆碎、奶酪（坚果、豆腐、熟黑眼豆，用好油炒熟后塞进蘑菇，上面放一片奶酪烤）

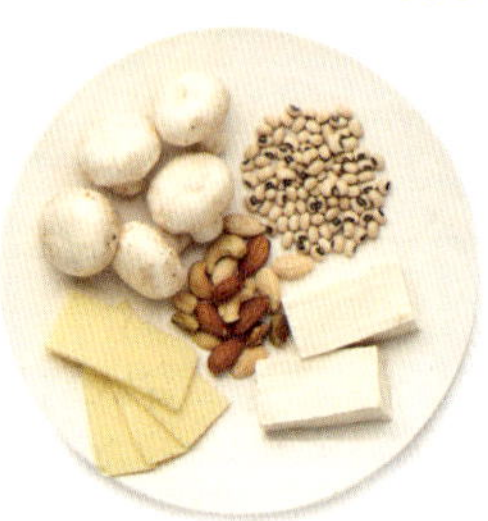

• 以各式蔬菜作为料理的内馅，可确保食材多元。且蘑菇、茄子之类的蔬菜本身纤维多、淀粉含量低，没有冲击血糖的顾虑。用这些蔬菜做成填塞料理，口感厚实，营养丰富，以此为主食，可谓一举数得。

替换概念

1. **五谷饭塞炸茄子**［茄子、芝麻、时蔬、胡萝卜丝、熟五谷米（用椰油＋苦茶油或麻油炒熟蔬食，炒好的食材和熟五谷米拌蛋液，至有黏性。夹进茄子里用印度精炼奶油 / 奶油 / 椰油去炸。茄子本身很吸油，一定要炸透，不熟的茄子有毒）］
   紫色的蔬菜如茄子和芋头，烹调时一定要确定熟透，不然它为保护自己，会以酵素生产氢氰酸毒素，让人消化器官产生不适，或引起过敏、免疫系统的强烈反应。以前的人在摄取芋头前，都会把芋头埋进地里先行发酵，以解除这类毒素。
2. **紫米腰果塞青椒**（青椒、熟紫米、碎腰果、玉米（食材用好油炒过，塞进青椒，上面放一片奶酪烤熟）］
3. **黑豆橄榄塞番茄**（番茄、黑豆、橄榄、碎水煮蛋、奶酪（番茄心挖出切碎，拌入其他食材，塞进番茄中，加奶酪去烤。或蒸熟淋橄榄油或麻油，撒上梅子粉或松子）］
4. **橄榄五谷米塞水煮蛋**（水煮蛋、熟胡萝卜丁、橄榄、熟五谷米（水煮蛋切半，蛋黄取出捣泥，拌入熟胡萝卜丁、碎橄榄、五谷米，调味拌匀后放回蛋白中即可食用。也可以上面放一片奶酪去烤）］

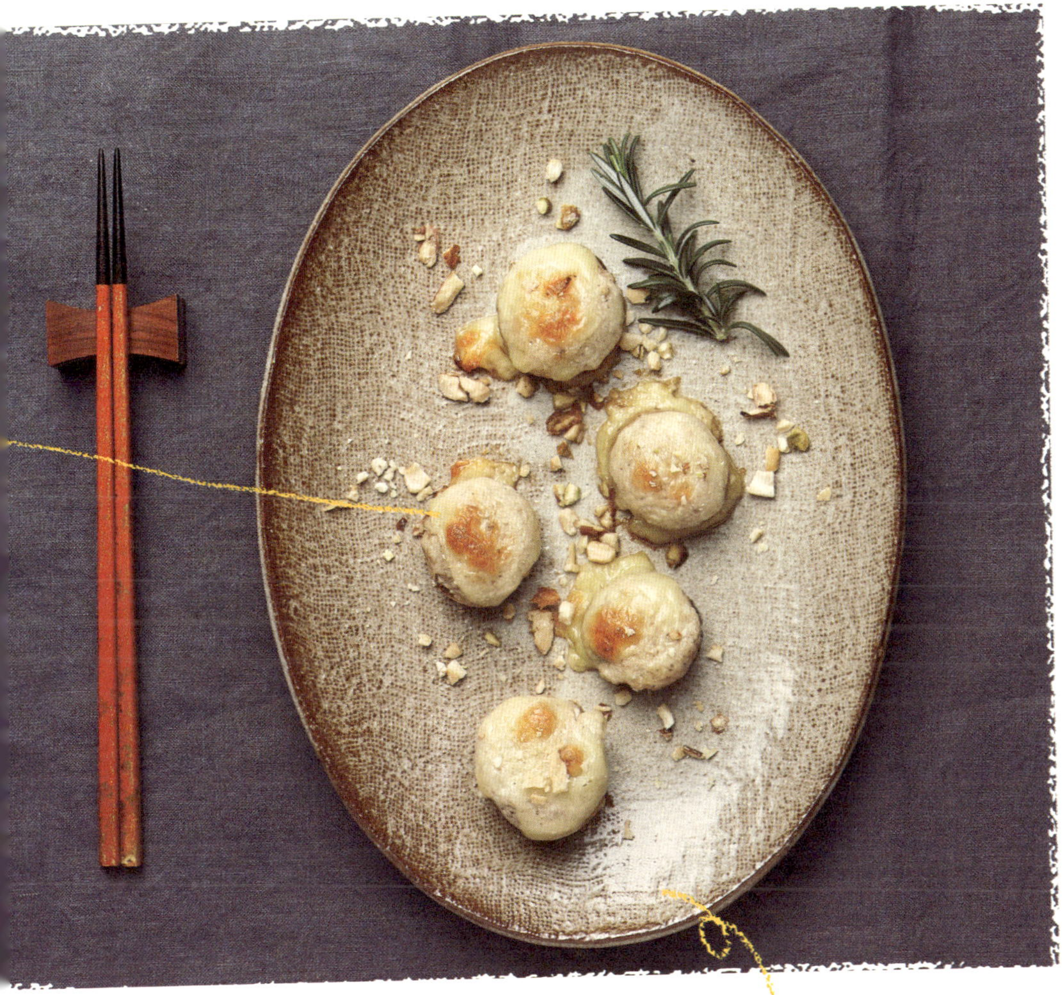

• 蘑菇有素食界的牛排之称。蘑菇所含的角蛋白是一种高纤的蛋白质，这种蛋白质是动物皮肤的主要成分。在植物界跟它能相比的，就是甲壳素，它是组成昆虫、虾蟹外壳的物质。此一物质，正是菇类细胞壁的主要成分，因此能提供菇类食物扎实的口感。这厚实的口感和丰富的维生素和矿物质，让蘑菇在素食中占了特别的地位。

海苔手卷料理（奶蛋素、全素）

泡菜海苔卷

海苔片、韩式泡菜、碎煮蛋、熟五谷米、碎花生米（全部食材拌好油用海苔片包住）

• 除了谷类与豆类是素食者的蛋白质来源外，坚果、花生、种子等也是素食者重要的蛋白质来源。所以平衡的素食，一方面要摄取足够的蛋白质，另一方面又要避免摄取过多豆类与谷类中的高量淀粉，因此多搭配坚果、花生、种子，不但好吃，而且能平衡血糖，摄取到足量的蛋白质和脂肪。

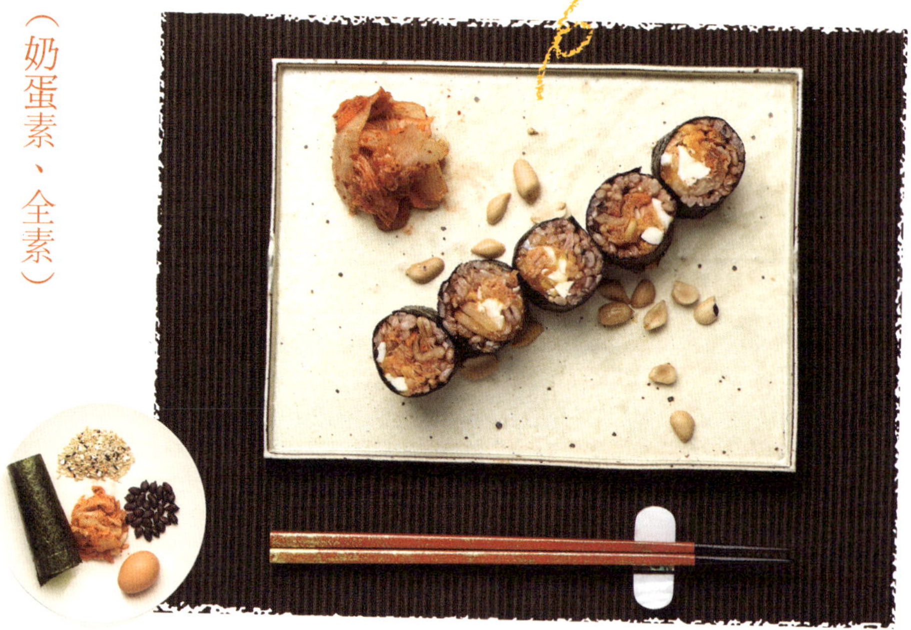

替换概念

1. **香菇藜麦海苔卷**［海苔片、椰肉、香菇、芦笋、青椒丝、熟藜麦（蔬食食材全部用好油炒熟调味，撒杏仁片，用海苔片包卷）］
2. **牛油果海苔卷**［海苔片、牛油果、葵花子、番茄、小黄瓜、熟黑豆（全部食材淋橄榄油或麻油，调味，用海苔片包卷）］
3. **奶酪海苔卷**［海苔片、橄榄、番茄、绿豆芽、熟鹰嘴豆、费达奶酪、薄荷（全部食材淋橄榄油，调味，用海苔片包卷）］
4. **蛋皮海苔卷**［海苔片、蛋皮丝、胡萝卜丝、小黄瓜丝、熟小扁豆、芝麻（全部食材淋白麻油，调味，用海苔片包卷）］

沙拉料理（奶蛋素、全素）

牛油果藜麦沙拉

牛油果、藜麦、小黄瓜、玉米、草莓、薄荷、杏仁（拌橄榄油醋酱）

• 把调好的油酸酱或其他沙拉酱放在最底层，再把食材按顺序倒入，不怕湿的先放，盖上盖子就可以带着走。要吃时一摇，可以直接就着罐子吃，或倒在盘、碗里吃，方便又营养。

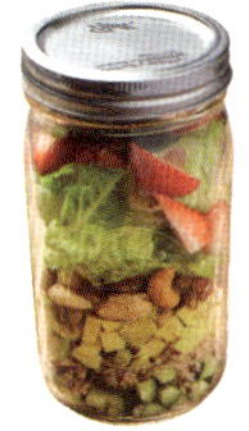

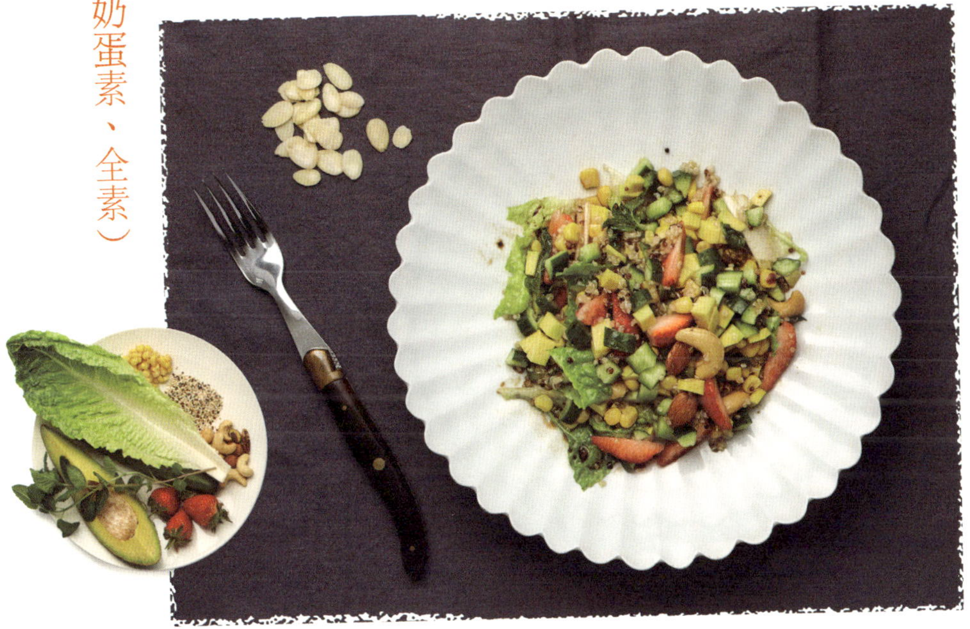

替换概念

1. **白菜木耳沙拉**［豆干丝、白菜丝、木耳丝、黄豆芽、海带丝、辣椒丝，撒碎花生或芝麻（拌麻油醋沙拉酱）］
2. **水煮蛋芹菜沙拉**［碎水煮蛋、玉米、芹菜、熟胡萝卜丁、松子（拌美奶滋酱）］
3. **煎豆腐沙拉**［椰子肉、绿豆芽、煎豆腐、红青椒丝、洋葱丝，撒干椰片或碎花生（拌芝麻坚果酱）］
4. **烤西葫芦沙拉**［西葫芦、梨切成丝、番茄丁、熟黑豆、葵花子（烤西葫芦切成丝或片，加入其他食材，拌橄榄油醋酱，挤一点柠檬汁）］
5. **蒸茄丝沙拉**［茄子、金针菇、茶树菇、青椒丝、鹰嘴豆、撒芝麻（蒸熟茄子拉成丝，烤青椒切丝，加入其他食材，拌麻油醋沙拉酱，放入冰箱愈放愈好吃）］

（各式沙拉酱做法参见232～236页）

你吃得正确吗？——素食者的检查表

注意事项	说 明
食材至少要三种颜色	肉类中的营养元素通常较蔬菜的丰富，因此，搭配素食时一定要注意颜色是否多元。因为不同颜色的蔬菜营养元素不同，颜色愈多元，摄取到的营养元素愈多元
淀粉含量不可太高	由于植物中虽然有蛋白质，但通常食材中所含的淀粉更多。因此，搭配食材时只要蛋白质不够多元，淀粉含量就会摄取过多。要了解是否淀粉量摄取过多，最好量餐后血糖确认（请参见 91 ~ 94 页）
用油量要足够	素食食材中含天然脂肪的并不多，因此必须在烹调时用好油去补充。要知道自己用油量是否足够，最好测量餐后血糖
摄取原形淀粉	由于含植物性蛋白质的食材，多半也含有高量淀粉，因此，素食者不应该再摄取加工的精制淀粉，如面包、面条等。且许多植物性蛋白质的丰富营养都蕴含在它的糠里，所以经加工手续移除糠的食材，如白米，在素食饮食中，也不建议
豆子、糙米要经浸泡或催芽	豆类的植酸含量极高，愈有营养的豆子，它的植酸愈高。此外，带着糠的谷类也含有植酸。植酸会和体内的矿物质结合，造成矿物质失衡，导致骨骼疾病。素食者的蛋白质常仰赖豆类或全谷，因此植酸的摄取量比一般人大，更需要注意烹调时必须先浸泡或催芽，以去除植酸

续表1

注意事项	说　明
水果要随餐后	吃素食者常以水果当零食。水果含糖量很高，连最不甜的番石榴含糖量也有 32%。所以，水果不能单独吃，一定要在有油有蛋白质的餐后吃，而且不可过量。但水果可以加入食材中烹调，不但增加食物风味，而且可使食材颜色多元，增加烹调选择。要知道自己水果有没有过量，可测量餐后血糖确认
米豆轮着吃	植物性蛋白质并不全面，不全面的蛋白质摄取很容易引发精神疾病，因此素食者一定注意要米和豆轮着吃，才可能摄取到比较全面的蛋白质
第一口要吃高蛋白、高脂肪的食材	第一口吃高蛋白、高脂肪的食材，能确保素食者的血糖平稳，且消化顺畅。常见高蛋白、高脂肪的食材为：坚果（如腰果、杏仁、核桃）、种子（如葵花子、亚麻仁籽）、花生、牛油果、橄榄、椰子肉／椰片、奶酪、蛋
要摄取维生素 B_{12}	因为维生素 B_{12} 只存在于动物性食材、奶制品、蛋中，因此，吃全素的人（奶蛋都不碰），一定要再额外补充维生素 B_{12}，因为它是重要的造血与神经元素。蛋是营养元素最全面的食物，因此只要有摄取蛋，素食者就不需担心营养元素不足
食物要轮着吃	各类食物中承载的营养元素不同，身体要运行顺畅，必须依赖大量多元的营养元素。因此吃饭时，不要一直吃同一种食物。如果吃豆类，就要各类豆子轮着吃；如果吃米，就要各类米轮着吃。蔬菜和水果也一样，所有的食物都轮着吃，才不会因为偏食而诱发疾病

续表2

注意事项	说　明
注意奶类过敏	奶类中的脂肪与矿物质含量丰富，乳脂肪中所含的脂溶性维生素 A、D、E、K 也极为丰富。不仅如此，乳脂肪中也含有维生素 B_{12}。奶类中的营养元素丰富多元，对素食者是非常好的食材。但是，因为一般人 4 岁后就会失去制造与分解乳糖和乳蛋白的酵素，因此，许多人喝奶会拉肚子、胀气、放臭屁，对奶类过敏。奶类中的蛋白质与糖分如果没有分解完全，它进入肠道时会严重伤害好肠菌。如果我们一直吃会过敏的食物，不但不能强身，还很伤身。因此，如果你有对奶类过敏的情况，只可以使用发酵过的乳制品，如奶酪、酸奶等。这些乳制品在发酵过程中，奶糖与奶蛋白已被好菌分解，消化较为容易
一周吃 2 次海藻类	碘可以改善手脚冰冷状况，对素食者有很大的帮助

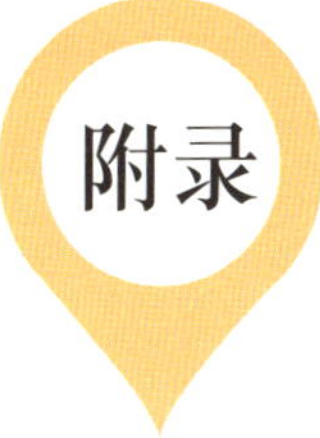
附录

可与一般白米替换的谷类及其蛋白质含量

不同的谷类中有不同的营养元素，无论是素食者还是杂食者，都应该轮流摄取，多方摄取，才能得到多元、全面的营养。尤其是素食者，吃素的人很大一部分的蛋白质来源是谷类，因此最好不要天天都吃同一种谷类。

能代替米的谷类	蛋白质在三大营养元素中含量
大麦	18%
小麦	12.1%
高粱	13.7%
小米	10.4%
燕麦	18.7%
稞麦	14.6%
荞麦	15.1%
野米	15.4%
薏苡仁	17.7%
藜麦	15.6%

※ 数据源：The complete book of food counts:The book that counts it all by Corinne T. Netzer (Dell Book)

※ 百分比计算方式：蛋白质 / 蛋白质 + 脂肪 + 碳水化合物

※ 以上都是全谷

可用来代替谷类的豆类及其蛋白质含量

吃素的人一定要记住，除了蛋白质含量外，也必须要注意蛋白质里的氨基酸是否全面。不同种类的豆类和谷类中所含的蛋白质，有互补的功能，但没有一种植物性蛋白质可算作是全面性蛋白质。因此，如果可以豆、米搭配，轮替着吃，多方摄取，就可以摄取到人体必需的氨基酸。

可代替米的豆类	蛋白质含量	可代替米的豆类	蛋白质含量
黑眼豆	25.2%	黑豆	25.6%
花豆	27%	豌豆	23%
红腰豆	29%	蚕豆	24.1%
红豆	26.5%	白豆	26.4%
黄豆	40%	鹰嘴豆	23.3%

※ 数据源：The complete book of food counts: The book that counts it all by Corinne T. Netzer (Dell Book)

※ 百分比计算方式：蛋白质 / 蛋白质 + 脂肪 + 碳水化合物

3 最好的餐间零食

如果每一餐都均衡摄取营养，按理在餐与餐之间不会感到饥饿，但如果真有在餐间进食的需要，以下这些都是不会冲击血糖、较为适合的选择。选择零食时最好挑选平时较少吃的食物，可以拓展食材的摄取领域。

- 脆猪皮
- 鸭舌
- 鸡翅、鸭翅、鸡爪
- 猪耳朵、猪舌
- 肉干
- 坚果
- 花生
- 各类种子（瓜子、葵花子等）
- 小鱼干
- 青椒＋无糖花生酱／芹菜＋无糖花生酱
- 干椰肉
- 卤蛋／茶叶蛋
- 无糖酸奶＋碎坚果
- 等量果干与奶酪，用培根包起来烤

- 用好油炸的盐酥鸡、鱿鱼
- 无添加物的鱿鱼丝、鱿鱼干
- 橄榄
- 沙丁鱼罐头

可增加食材摄取范围的各式蘸酱、沙拉酱

外面卖的酱料成分原料不明，为了长期保存，常常加入很多添加物。下表左列的自制家常酱料不但方便好做，而且这些酱料常借用发酵食品中天然丰富的滋味，摄取时也能同时补充益生菌。

这些酱料可以拌沙拉，做三明治、卷饼、手卷涂酱，搭配肉类，拌面食，有些甚至可以搭配甜点。以下酱料制作时，也可以再依自己口味加盐和胡椒等调味。

各式抹酱及搭配	说　明
豆腐乳 豆腐乳＋豆瓣酱 豆腐乳＋甜面酱 豆腐乳＋海鲜酱	• 发酵食品有极高的营养价值，它的营养价值完全展现在它所释出的风味里 • 这种酱料的质地适合涂抹、腌渍、沾裹，配上面包、薄饼、包生菜，都能让食材更凸显风味

续表1

各式抹酱及搭配	说　明
味噌 味噌＋豆瓣酱＋蜂蜜 味噌＋甜面酱 味噌＋海鲜酱	• 味噌是日本人视为国宝的发酵食品，它有着好菌所代谢出的营养元素，滋味丰富复杂 • 以味噌为底的酱料，涂抹、腌渍、沾裹都很合适
美奶滋 美奶滋＋蜂蜜 美奶滋＋枫糖 美奶滋＋腌瓜丁、腌黄瓜丁、酸豆 美奶滋＋柠檬皮 美奶滋＋橘子汁 美奶滋＋坚果酱 美奶滋＋各类果酱 美奶滋＋绿芥末 美奶滋＋各类新鲜水果丁 美奶滋＋风干番茄丁 美奶滋＋风干番茄丁＋罗勒丝 美奶滋＋各类香草 美奶滋＋各类辣椒粉 美奶滋＋薄荷	**美奶滋做法：** • 两个新鲜室温蛋黄用手持打蛋器搅打，加入一茶匙黄芥末，四茶匙柠檬汁（或各类醋），打均匀。再边打边慢慢加入一杯椰子油或橄榄油（或加到浓稠度刚好即停），最后以盐或胡椒调味 • 如果你有手持电动搅拌器，可以将以上所有食材放进一个高杯或碗中，用搅拌器从下往上打，等酱料颜色变白且浓稠时即可停 • 打好的美奶滋可密封置于冰箱冷藏一星期 • 真正的美奶滋是以蛋黄制作的，它的风味来自于蛋黄里丰富的营养元素。以美奶滋为底的酱料，涂抹、凉拌、沾裹，用做沙拉酱都很合适

续表2

各式抹酱及搭配	说　明
牛油果酱（牛油果＋盐打成泥） 牛油果酱＋香菜 牛油果酱＋洋葱丁 牛油果酱＋番茄丁 牛油果酱＋香菜＋洋葱丁＋番茄丁 牛油果酱＋各类新鲜水果丁（如桃子、杧果） 牛油果酱＋各类辣椒粉	• 牛油果含丰富的营养元素，如各类维生素与矿物质，而且挟带着高量的脂肪。这种完美组合，可以协助体内能量平衡调度 • 打成泥的牛油果酱容易涂抹，是绝佳的涂酱。同时它也是沙拉很好的配料，放进卷饼或海苔手卷内也是风味绝佳
酸奶 酸奶＋蜂蜜 酸奶＋枫糖 酸奶＋黄瓜片 酸奶＋薄荷 酸奶＋柠檬皮 酸奶＋橘子汁 酸奶＋各类果酱 酸奶＋绿芥末 酸奶＋碎干风番茄 酸奶＋碎干风番茄＋罗勒丝 酸奶＋各类香草 酸奶＋各类辣椒粉 酸奶＋薄荷	• 以正确方法发酵的全脂酸奶，包含了由好菌代谢出来的优质营养。如果酸奶是用全脂牛奶制作的，就也包含了重要的脂肪。这些脂肪能确保奶制品中的维生素 A、D、E、K 被人体吸收利用 • 以酸奶为底的酱料，可作为沙拉酱使用，用于卷饼、手卷内。酸奶也能在炖煮类食物中，替代牛奶这项食材。当然，酸奶也是甜点的绝佳拍档

续表3

各式抹酱及搭配	说　明
黄芥末酱 黄芥末＋枫糖 黄芥末＋蜂蜜 黄芥末＋各式果酱	• 古法制作的黄芥末其实是一种发酵食品。虽然现代黄芥末是用醋腌渍制作的，但是，因为醋里的酸可以帮助释出食材中的营养元素，所以它仍是营养价值极高的食物。不只如此，醋还能帮助消化 • 黄芥末酱是很好的三明治涂料。也适合作为沙拉酱、手卷酱、搭配肉类、用作蘸酱。黄芥末的酸，也让它成为非常好的腌酱。它也很适合涂抹在家禽肉类外层烘烤
各式坚果酱 花生酱＋椰奶＋蜂蜜 坚果酱＋橄榄油＋巴萨米克醋 芝麻酱＋麻油＋米醋＋蜂蜜 坚果酱＋果酱＋酸（各类醋或柠檬汁） 坚果酱＋香草＋酸（各类醋或柠檬汁）	• 坚果充满丰富的蛋白质与脂肪，因此，打碎的坚果浓稠滑顺，可作为抹酱。以坚果酱作为酱汁的基础，对平衡素食中伴随豆和米中蛋白质而来的淀粉，有很大的帮助 • 水分少的坚果酱可以用作涂酱，水分多的可以做成沙拉酱

续表4

各式抹酱及搭配	说 明
油醋酱 橄榄油＋巴萨米克醋 橄榄油＋柠檬汁 麻油＋米醋 麻油＋橘子汁 椰子油＋青柠汁 亚麻籽油＋醋／柠檬汁	• 油＋醋是传统的沙拉酱，这个完美的组合，可以有效促进消化。酱汁中所含的脂肪，也能有效平衡血糖，使体内能量调度均衡 • 油醋酱中的油和醋一般不会融合，但如果在其中加一点点黄芥末酱，慢慢用叉子打，可以打出油醋融合的浓稠酱汁 • 油醋酱除了可拌沙拉外，它也可以拌入谷类、豆类、面食等淀粉类食材中

各种不同种类的高汤底

所有的高汤底，不管是素食还是杂食汤底，都为人体提供了极为丰富的矿物质与维生素。各类汤底轮着使用，可以确保矿物质和维生素不失衡。汤底可以拿来做各式汤品，也能在浓缩后，加入脂肪，如奶油、椰油，制成浓稠的酱汁，搭配各式菜肴。

汤　底	说　明
蔬菜高汤	• 传统的蔬菜汤底是用胡萝卜、洋葱与芹菜熬煮 1 小时以上制成的 • 蔬菜汤底缺乏脂肪，而由蔬菜里释出的矿物质，都很需要脂溶性维生素 D 帮助吸收，但脂溶性维生素 D 没有油发挥不了作用，因此使用蔬菜汤底做的料理，起锅时不要忘记淋上搭配汤品的脂肪。在以蔬菜汤底制作酱汁时，也不要忘了用各类油使酱汁浓稠
蘑菇高汤	• 用大量蘑菇加水熬煮制成的高汤。蘑菇汤底风味佳，且能增添汤品的颜色 • 以此汤底烹调也不要忘记起锅时淋上搭配汤底的脂肪，以协助吸收营养元素

续表

汤底	说明
昆布高汤	• 先用冷水浸泡昆布 1 小时，之后整锅端至瓦斯炉上加热，水开后即将昆布捞起，就是昆布高汤。加热时也可加入柴鱼片，同样水开后即捞起，即成昆布柴鱼高汤 • 昆布汤底能够有效补充人体所需的碘矿物，所以它在日本被大量使用。使用此汤底也不要忘记淋上适用的油
大骨高汤	• 传统的骨头高汤是以大骨加酸（醋、柠檬，或各类酒）以小火熬炖 3 小时以上，或是以压力锅快速烹煮制成的。鱼骨、鸭骨、鹅骨、羊骨、牛骨、猪骨、鸡骨等各式骨头，如果以正确的方式炖煮，都可以让骨头中的矿物质释出。用这种大骨高汤煮汤做菜，是摄取矿物质最全面也是最安全的方法 • 煮好的高汤上面的脂肪不要捞光，因为脂肪中含有脂溶性维生素 D，缺乏维生素 D，钙质就会无法吸收

用椰子粉或杏仁粉代替面粉

为了减低食物组合中的淀粉含量，可使用椰子粉或杏仁粉代替面粉。

椰子粉用以干燥去脂的椰肉磨成粉制作的。除了坚果制成的粉外，它的含糖量是所有粉制品中最少的。不只如此，因为它依旧含有大量营养元素，与白面粉比起来，营养密度要高出许多。它的口感与全麦面粉相似，但全麦面粉只有27%的纤维，但椰粉中却有高达61%的纤维。杏仁粉也和椰粉一样，与有73%淀粉含量的白面粉比较，杏仁粉的淀粉含量极低，只占10%，此外，杏仁粉中所夹带的好油与维生素E量也比面粉高出许多倍。

杏仁粉和椰子粉都能代替面粉去包裹食物煎炸，口感绝对不比以淀粉包裹的差。烘焙时，也可以用它代替食谱中15%～25%的面粉量，且不失口感。杏仁粉拥有高脂肪含量，适合冷冻保存，以确保其中单元不饱和脂肪酸的质量。杏仁粉与椰粉皆可用于素食。

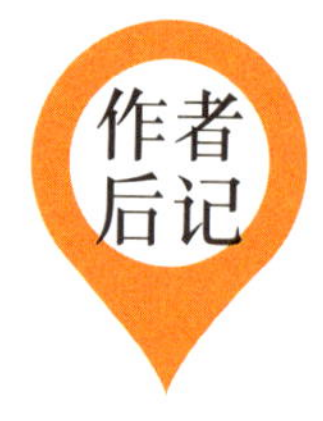

我出第一本书时，很多人都跟我说，根治饮食法太麻烦了，又要顾到好油、又要找好食材，全台湾的人都外食，谁有时间弄这些？可是，现在我“Sara的健康自己来”的讨论区里，大家最热烈讨论的就是你做了什么菜。那食材是哪里买的。怎么样搭配食材颜色才美又好吃。甜点有哪些选择。早餐你都用什么装着到办公室。要不要一起团购好食材。有许多人从全外食，到做一餐早餐，到带便当，再到开始晚餐也自己做。我在这些讨论中看不出根治饮食的麻烦，只看到无限的乐趣与享受。

这个转变，来自于人与食物之间的关系变亲密了。我们会形容做菜为厨艺，是因为它是门艺术。人如果爱画画、欣赏音乐和美的东西，就没有道理不喜欢做菜，因为这门艺术不但能看，它还能品尝。之前我们会认为做菜很麻烦，是因为我们不了解食物，不体验它的美。但是，当我们不再算计食物，不再把它当工具使用，不滥用它，乱分解它，我们就开始了解它的美，开始品尝出它的味道。就像我们开始欣赏一个人，了解他，全心接纳他，体验他带给你的酸甜苦辣，这人和你建立的关系必定难忘、美好。同样的道理，当我们也以同样的方式对待食物时，我们也能跟它建立健康、美好的关系。当人与食物的关系变得亲密、健康，这个人很难不健康。

说到最后，我这个营养治疗师讲了那么多有关食物的事，但我骨子里却依旧是那个心理咨询师，我想改变的，其实是你们与食物的关系。我多么希望，你们能享受与食物有美好关系所带来的感觉，那种满足、信任、有依靠的感受，真的只有你自己试一次，才能够体会。

它真的很神奇，因为与食物建立的健康关系，通常都会再影响到与人所建立的关系，使它更美好。

祝福你与食物之间的关系，bon appetite！

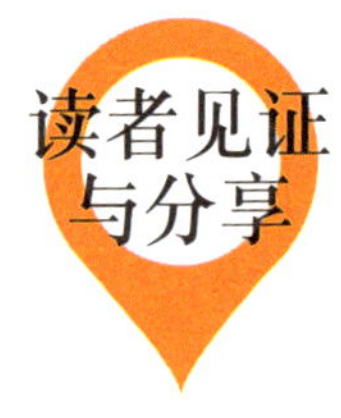

根治饮食改善了我一家人的健康！——粉条

我10年前的饮食模式是“正金字塔”、有机、少吃甜点、少盐、少油，只用天然清洁用品，当然也不抽烟、不喝酒，也遵循“养生守则”：不吃烤的、不吃腌渍的、不吃含胆固醇过高的，总之清淡为圣旨。

所以我们家的菜单里没有蛋、也不吃乳制品，但凡“正金字塔”禁吃的食物，全都禁！

抗氧化食物像蓝莓、番茄、地瓜叶、香椿、黄豆……是基本食物采购，严格执行每餐吃5种以上不同颜色的蔬菜，每餐只煮一种肉品，但换来的是一家子皮肤不是异位性皮肤炎，就是冬季痒，小孩三天两头就嘴破，只要有流行病就一定中，若得肠病毒就一定是 71型手足口病。

最没办法接受的是自己食物愈吃愈少却愈来愈胖。我曾长达3个月，每天一餐纯地瓜餐、纯红豆餐，觉得地瓜可以排毒，红豆可以利水，但症状居然越来越多。像头痛、难入睡、痛经、伤口不容易愈合……天啊，我还能怎么吃怎么活啊？伤口不容易愈合不是免疫系统有问题吗？报纸杂志不是威胁还可能跟什么癌症有关吗？！

我越吃越小心，但愈来愈多的症状三天两头就威胁我去对照可能的疾病，经常处在恐慌中，好苦啊！

还好我先生喜欢吃肉，从广播中听到早餐也可以吃肉，就买了《要瘦就瘦，要健康就健康》（2012年本书作者在台湾出版的一本书）这本书回家。我看完书，怀着非常忐忑的心，停掉以往早餐必备的精力汤（水果比例占很多，不然小孩会呕吐）和坚果馒头，开始进行根治饮食，吃三层肥肉和吃鸡皮，喝汤不撇油……老天啊，美味极了，像放台风假的心情，好爽啊！

全家放肆地享受前所未有的食物自由，奶油吃到饱、坚果吃到爆炸，一个半月后，全家的食量同步减少，愈合能力大大提升，当然我也健康了，在症状逐渐消失中安心地继续“均衡饮食”。

三言两语实在很难道尽我们整个家族饮食均衡后，关于健康的改变。如果身体是一间房屋，以前看再多健康书也觉得像在没点灯的屋里行走，在黑暗中跌跌撞撞，光靠摸索完全搞不清状况，坏心情如影随形；赖老师的书像一盏明灯给我们照亮整个屋子，能让人开始了解身体的状况，并排除状况。

拥有健康的身心才能体会人生，如果你愿意，但和我当初一样忐忑，可以像我一样买部血糖仪来印证，我们可以一起体验细胞神奇的恢复之旅。

我的高血压获得改善，皮肤痼疾也变好了——Min

我长居美国，儿子就读医学院，身材非常有型，既高且瘦又结实，不过每次看到他吃饭都很紧张担心，因为他肉食加其他蛋白质的比率高达60%～80%，而且肥瘦都吃，每次看他这样吃我都忍不住问：你确定这样是可以的吗？他每次都用很无奈的眼神看着我说：这是有科学根据的。虽然他每年的身体检验报告都很好，但我还是觉得是因为年轻的关系。

在一个很偶然的机会看到报纸报道根治饮食法后，“咦，原来儿子不是糊弄我？”马上买了书来仔细研读，虽然不能百分之百明白，但印证自己的状况觉得很有道理。自己的健康这几年是越来越糟糕，几年前已经被医生警告是在糖尿病的边缘，降血压药也吃好几年了。如果再不改变只会更糟不可能变好，于是抱着试试看的心理，跟着书的方法调整了饮食的方向。

均衡饮食几个月之后，觉得状况不错，试着不吃降压药几天，哇，血压竟然在85到135！也许对血压正常的人来说这还是偏高，但对我来说这可是很不错的呢。要知道我原本的血压是100和160左右，有时还会飙到更高。从此我成了宇凡老师的忠实粉丝，她有一句话对我特别受用，吃进去的食物一定会在身体里反映出来，所以要了解自己的身体。

因为了解身体变化，才发现，哦，原来我有香港脚是吃太多淀粉，脸上脱皮，是因为吃了很多豆子。认真听，仔细看自己的身体变化真是太重要了。我现在的脸和脚，比起以前真的是光滑太多了。这一连串惊喜让我很感谢宇凡老师这一路上的带领。虽然知道我的身体还有很多问题，路也还很长，但有宇凡老师的伴随和鼓励就不觉得孤单。

哥哥的躁郁症日渐好转，支持我们坚持根治饮食的道路

——meme

我哥哥因为躁郁症，长期住院，服用药物，全家人多年来身心俱疲，试遍了各种方法，成效有限。一次偶然机缘听见朋友推荐《要瘦就瘦，要健康就健康》这本书，刚开始只是为了自身健康及减重想了解看看，没想到书中提到许多关于情绪及精神疾病的观点，让我跟家人决定试试此方法！

从去年六月起，我妈妈就开始非常用心寻找食材，照着宇凡老师的方法料理三餐，六十多岁的老人家甚至逐字读完宇凡老师的每本著作，这期间我们看见哥哥许多细微的改变及进步。

首先是对外界的反应。因长期服药的影响，之前他对外界事物大多没反应，天气冷热也不会自行调整衣物，更别说料理个人卫生。饮食调整后，他开始会注意外界的事物，会因天气变化穿脱衣物，个人卫生也进步非常多。神奇的是，他的牙齿在饮食调整后居然变得洁白，之前用再好的牙膏也没有

这样的效果。

其次是情绪表达。因为父亲担忧哥哥的疾病，过去的管教方式较心急，若不见效果就气急败坏，让哥哥心理有压力不敢表达真实的情绪。饮食改变后，他的笑容变多了，开始和家人闲话家常，接听电话时应答也变得流畅，眼神也灵活许多。

身体健康也明显好转。之前因为长期服用多种药物，住院期间时常感冒、便秘、拉肚子、皮肤干痒。饮食改变后这些症状全部获得改善，现在还是我们家中排便状况最良好、皮肤最光滑明亮的人。

然而，恢复过程并非一路顺遂，中间我们也经历过几次哥哥发病摔东西打人的状况。每每发病就打击了我跟家人的信心。但我们都不想再走回头路，想起从前哥哥住院时，每次探访时看到一个好似没有灵魂的人，我们家人都非常心痛。现在，看着他一点点地小小进步，让我们有勇气坚持走下去。感谢宇凡老师愿意将这些理论分享给大家，恢复之路可能还很漫长，但如果方向是正确的，我相信结果就是好的！

我先生的脂肪肝不见了，瘦了 12 公斤——Ruby Chang

谢谢宇凡老师，没想到这样饮食，真的可以要瘦就瘦，要健康真的有健康。我先生才按照根治饮食法吃了八个多月，他十多年的中度脂肪肝不见了，而且瘦了12公斤，若不是我亲身看到遇到，别人告诉我们，我们也不会相信的。但脂肪肝真的不见了，太神奇了！谢谢宇凡老师。Love U。分享给大家。

第四期淋巴癌痊愈，人生更乐观——珍华

今年夏天我即将满67岁，3年前（2011年）的夏天，经过照大肠镜取样

化验，我被证实罹患淋巴癌，属于比较顽固的类型，存活率是35%，而且是第四期，也就是末期。刚听到时犹如晴天霹雳，不知该如何是好。众亲朋好友知道后，纷纷提出不同的建议，要从这么多建议中选择一条死里逃生的路，可不简单。非常幸运，我遇到了根治饮食法。

宇凡开了一个多小时的车来到我家，用简单的仪器测试，告诉我她的判断，以及尽量减少血糖起伏的理论。当下我就决定遵照她的建议，进行有油、有肉、有蔬菜，多喝水，尽量少淀粉的饮食方式，努力多吃，并在化疗期间加上一些营养补充品。按照这个方式进行的结果，我在化疗进行到第四次后，就把因病减少的体重都补了回来，而且化疗期间的副作用只有头发掉光及食欲稍差。近半年的时间，顺利完成8次化疗，战斗成功。最近一次追踪检查的结果和以前复诊时相同，一切正常，没有发现癌细胞，而且没有“三高”问题。

我实行根治饮食3年，可能不是最乖的追随者，但大方向不变，自觉身体健康，比以前年轻。我相识四五十年的老朋友说，我的脸色是她认识我以来不曾见过的红润。这场大病也让我对人生另有体会，加上正确的根治饮食，我现在是个乐观、快乐的人，这一切要感谢宇凡，也要感谢我遇到了根治饮食。

小孩的便秘和尿布疹不药而愈，全家也更健康了——JJ

我们家的小朋友在开始吃副食品后就经常便秘。经常发生大便卡在肛门出不来的情况，小朋友不舒服痛哭，我也只能跟着在旁边无助掉眼泪。没想到没过多久，又发生新的状况，这一次变成长期的尿布疹！我们试过很多方法——不用湿纸巾改用水冲洗、换不同品牌的尿布、试各种护肤霜、换过三次皮肤科医师，后来甚至在白天就拿掉尿布，也没有得到改善，试过许许多多的方法，却只换来更沮丧的结果。

就在这个时候，我认识了宇凡老师，看过她的第一本书，我才恍然大悟！

原来是因为我们为了防止便秘，让小朋友每天早上喝豆浆，晚上喝半瓶乳酸饮料（还加水稀释，心想不要让小朋友喝太甜），我们以为这样整天的水量是足够的，误以为只要是液体就算水，以为这样便秘就不会再发生，没料到这样的错误饮食观念，在小孩的身上一久就变成了皮肤发炎。

吃错的营养就是毒，在知道错误后，我们立刻先将乳酸饮料停掉。一停掉，尿布疹就立刻不药而愈。接着调整小朋友的饮食组合，每天都有大骨汤或鸡汤，不再吃加工食品，果然，不只便秘的情况再也没有发生，连尿布疹也没再发生过了！自此之后，宇凡老师的书就成了我书架上很重要的参考书。

遵照宇凡老师的根治饮食法，不但让我对养小孩更有信心，连我自己和先生的精神和体力都好了很多，而且不管是之前的毒淀粉还是黑心油事件，我们都没有受影响。我相信，只要你也能早点认识宇凡老师，你也可以很快找回健康，成为守护全家人健康的人！

不忧郁、不暴食、月经准时，而且“尺寸”持续缩小

——herya

宇凡老师自己的饮食革命，在我的生命里也是一场大震撼！

会认识老师的作品，是因为当时我生了一场大病，内分泌大乱加上身体为了生存而反扑，让我从一个普通人变成忧郁、暴食、肥胖、三十岁就停经的病人。

认识宇凡老师之前当然曾求助医疗体系，却完全不见起色。

为抗忧郁吃的抗焦虑药物让我虽然不会太低落，但也让我失去了发自内心笑的能力。药物会导致晕眩的副作用甚至让我出过车祸；暴食发作的时

候，我只会拼命责怪自己意志力不够坚定，完全不知道这就是过去错误饮食习惯所种下的恶果；月经不来，我每周都去知名中医诊所排队，这样为期三个月，月经还是没来。

认识宇凡老师之后，我不再用药，只用了时间这帖万能良药佐以根治饮食的超美味菜单，我现在不忧郁、不暴食、月经准时，而且“尺寸”持续缩小中，真的把金字塔倒过来吃就对了！

一年就轻松瘦了四十公斤，这是我最值得的投资——飞

转眼间，执行根治饮食也快要一年半了，从来没有想过，有这么一石二鸟的方法，完全实现宇凡老师第一本书的书名——《要瘦就瘦，要健康就健康》。这十多个月的时间，不但体重数字漂亮地降了近40公斤，身体状况更是整个回春。

个人个性使然，除了宇凡老师的书，也看了不少不同流派国内外饮食相关的健康书籍，宇凡老师和其他人最大的不同点在于，她强调的是在不冲击血糖的大原则下，找出适合每个人不同身心状态的均衡饮食，而非单方向地限制哪种类型食物不能摄取，也不需要斤斤计较卡路里。任何人执行起来，只要有心，其实非常轻松又有效。诚恳建议所有想减重也好，想改善健康状态也好，或是想养成这辈子会一直跟着自己的燃脂好体质的人，投入心力去学习与执行根治饮食，这会是最值得的投资。我个人的经验告诉我，这是条充满喜悦与成就感的自我实现之路，一路上柳暗花明，值回票价呀。